DIE GEORG WEIDINGER ATEMTHERAPIE

DIE GEORG WEIDINGER ATEMTHERAPIE

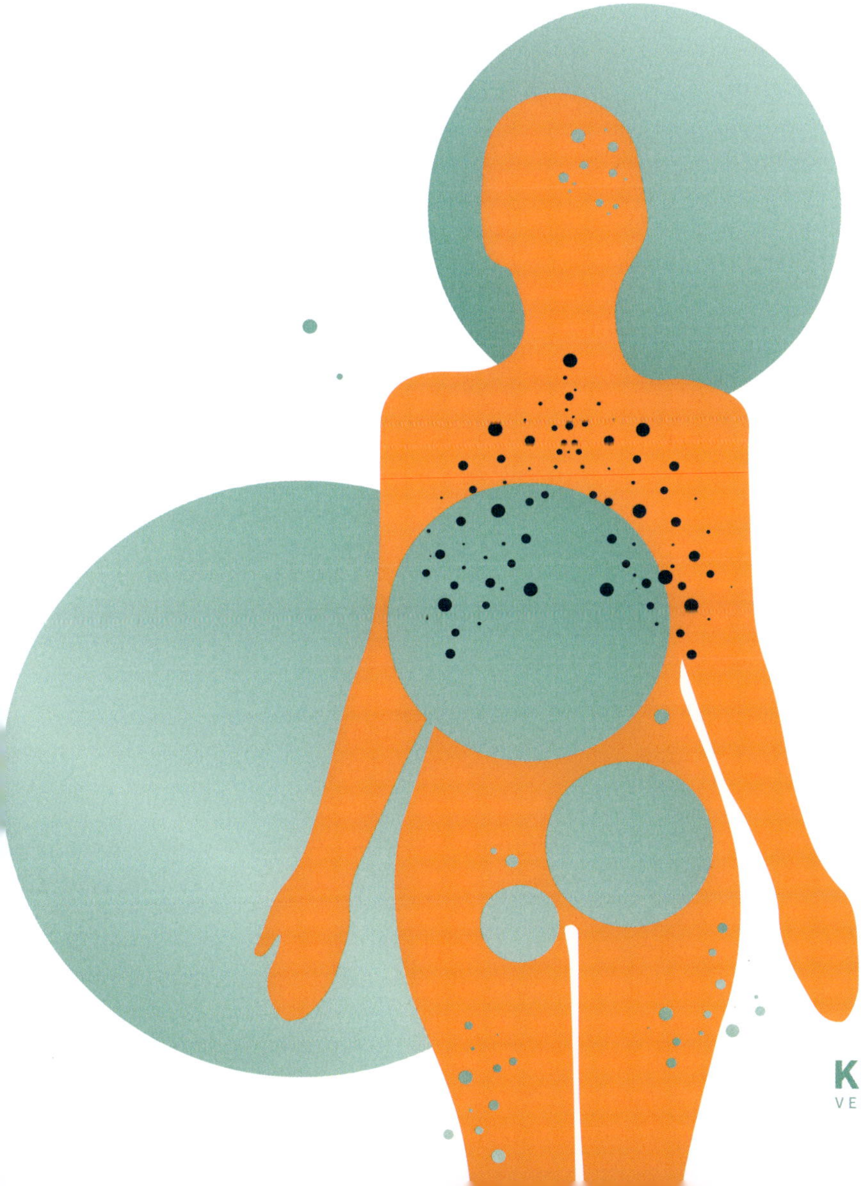

KNEIPP
VERLAG WIEN

INHALT

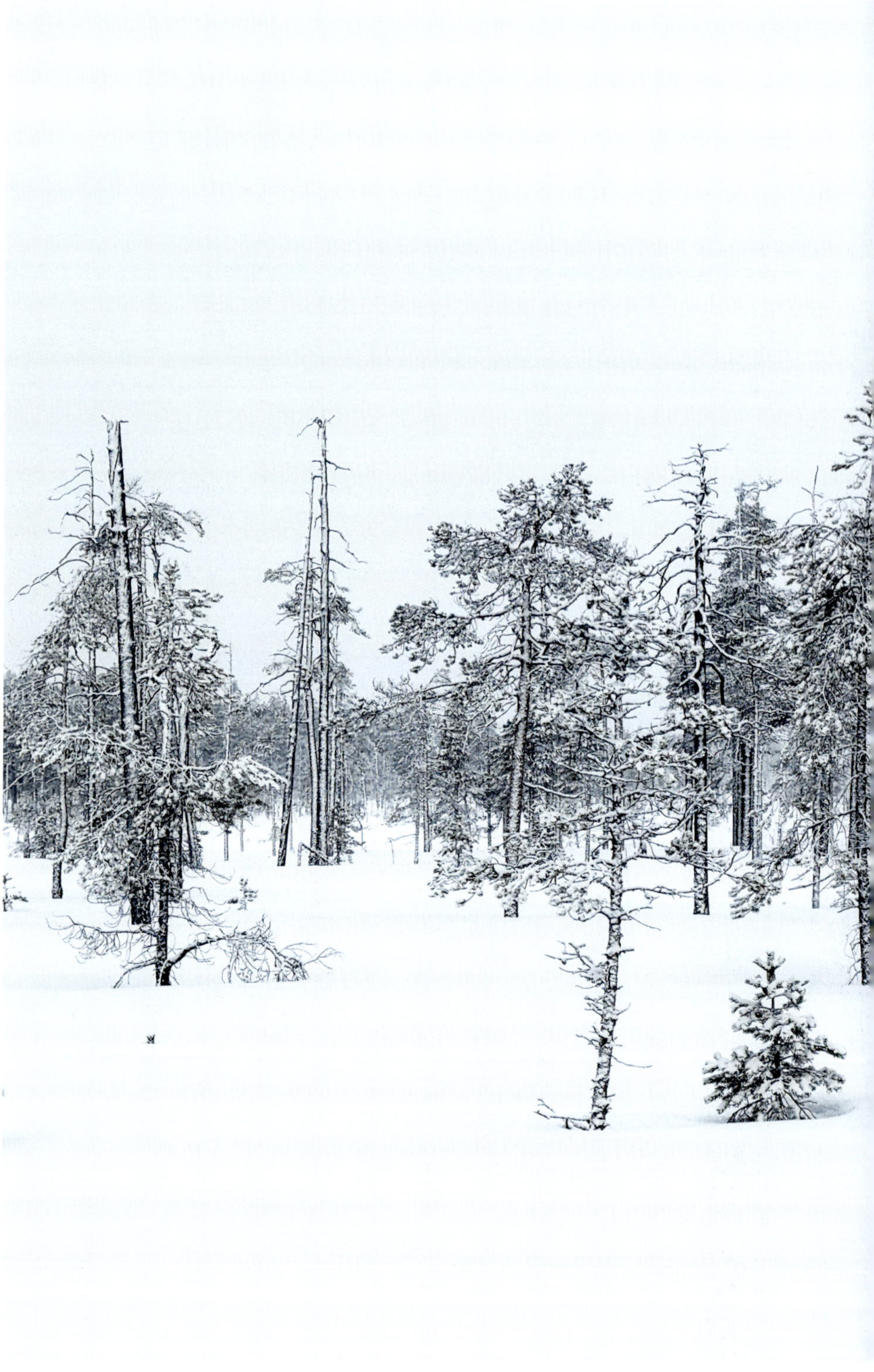

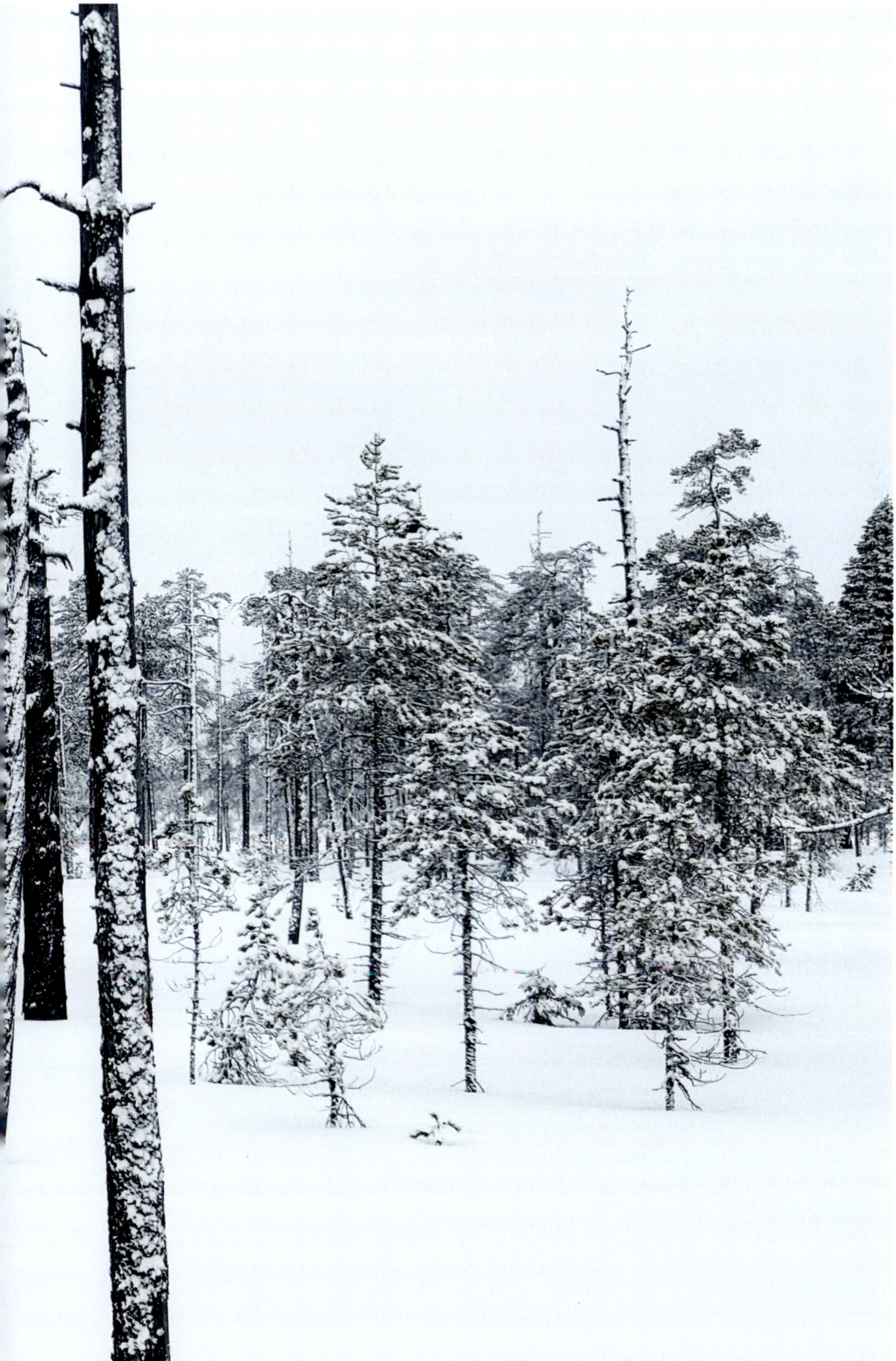

VORWORT

Wir leben, weil wir atmen. Aber gerade das fällt immer mehr Menschen immer schwerer. Atmen ist eines der Top-Themen bei den medizinischen Ratgebern und man kann sich die Frage stellen: Braucht es dazu noch ein Buch? Es gibt doch bereits viele gute Bücher zu dem Thema, allen voran von Wim Hof mit seiner nach ihm benannten Methode. Er lebt seit über vierzig Jahren das, was er sagt, und das schon zu einer Zeit, als man ihn gerne noch als Spinner und Exoten abgeurteilt hat. Aber er ist dabei geblieben und war lange Zeit der Einzige, der an sich und seine Methode geglaubt hat. Ich verbeuge mich vor ihm! Er genießt meine Hochachtung!

Es gibt auch den weltweiten Bestseller „Breath" von James Nestor, einem Journalisten, dem mit seiner typisch amerikanischen Lebensweise irgendwann die Luft weggeblieben war. Er hat sich über den Weg eines einfachen Atemtrainings und mit bewusstem Atmen geheilt und das als Gelegenheit genommen, sich intensiv mit der Materie auseinanderzusetzen.

Dann gibt es einige Bücher zu der Methode von Doktor Konstantin Pawlowitsch Buteyko, einem 1923 geborenen Russen, der gerade eine Renaissance erlebt. Er hat sich in seinem Leben ebenfalls intensiv und wissenschaftlich mit der Atmung, der Atemtiefe, speziell der Nasenatmung, beschäftigt und konnte mit seiner Methode Asthma und viele andere Krankheiten heilen. Ich habe mich bereits schon vor über dreißig Jahren mit ihm und seiner Methode beschäftigt.

Es gibt unzählige Bücher über Atemtherapie, bewusstes Atmen, neue Atemtechniken und „revolutionäre" Atemansätze bei Stress und Burnout. Es gibt alle möglichen Hilfsgeräte für Nase, Mund, Bauch und weitere Körperstellen, um den Atem zu optimieren, um „leistungsfähiger" zu werden, um die „Ketonisierung" des Atems zu beurteilen.

Und dann gibt es die Bücher über „Pranayama", die yogische Atemführung, die seit mehreren Tausend Jahren praktiziert wird und in großen indischen Meisterwerken wie dem Yogasutra von Patanjali verewigt ist. Darüber hat zum Beispiel mein Lehrmeister R. Sriram ein wunderbares Buch geschrieben und auch viele westliche Autoren haben nicht mit Energie und Aufwand gespart, sich mit diesem klassischen Meisterwerk auseinanderzusetzen. Zu guter Letzt gibt es noch die Atembücher des Tao, der chinesischen Variante der traditionellen Atemtechnik und unzählige Bücher über Meditation und Atem, und diese wiederum aus ganz unterschiedlichen Traditionen unserer Welt.

Ich komme zurück zu meiner Anfangsfrage: Braucht es noch ein Buch zum Thema Atmen? Wo soll ich da anfangen? Wo soll ich mich da einreihen? Die Antwort lautet: Ja. Es braucht dieses Buch und ich fange bei mir an. Es wird sehr persönlich und nicht ganz so wissenschaftlich ...

Bei der Atmung kenne ich mich wirklich gut aus, wie jeder Mensch, der täglich und andauernd atmet, und das sind, soweit ich weiß, alle. Der große Unterschied zwischen mir und den meisten anderen Menschen ist jedoch, dass ich mich mit der Atmung beschäftigen musste, um zu überleben. Und auch mein Berufswunsch, Arzt zu werden, hat damit zu tun. Ich bin nur deshalb Arzt geworden, weil ich wieder richtig gut atmen können wollte! Aus keinem anderen Grund.

Wie sage ich es heute noch immer gerne meinen Patientinnen und Patienten, um sie auf die Schippe zu nehmen? „Ich bin als Musiker viel besser ausgebildet, als ich es als Arzt bin! Da habe ich drei Universitätsstudien belegt, seit meinem zehnten Lebensjahr wie besessen komponiert, Sinfonien und Streichquartette geschrieben, Klassik und Jazz und eigene Stücke am Klavier aufgenommen, mittlerweile mehr als vierzig Alben herausgebracht. Und auch da hat mich mein Atem gerettet. Aber wäre ich nicht Arzt geworden, hätte ich mich wohl aufgrund des fehlenden allgemeinen Interesses für meine Musik längst zu Tode gesoffen!“

Ich werde in diesem Buch meine Geschichte erzählen: Wie ich aufgrund seelischer Traumata Asthma bronchiale bekommen habe und alle nur erdenklichen Allergien. Wie ich beinahe erstickt bin. Wie ich gezwungen war, das richtige Atmen zu lernen, um reden zu können, um weiter mit meinen geliebten Tieren zusammen sein zu können. Wie ich gezwungen war, vor vierzig Jahren das alles alleine zu unternehmen, weil offensichtlich keiner etwas darüber wusste. Wie ich zu einem Versuchsobjekt der westlichen Medizin wurde, unter der Regie meines Vaters, einem Internisten. Wie ich schließlich gezwungen war, selbst Arzt zu werden, um als Arzt dann weiterzusuchen. Wie ich anschließend Arzt für Traditionelle Chinesische Medizin und Akupunktur wurde und gleich noch Dozent für diese großartige Medizin, um sie in ihrer ganzen Fülle an die nächste Generation weiterzugeben. Und schließlich: Wie ich Yogalehrer und schließlich Hundeschlitten-Vizeweltmeister wurde. Ich werde über unser Leben mit drei Kindern, neun Hunden, drei Pferden und zwei Katzen berichten und über das unendliche Glück, meine Frau gefunden zu haben.

Das alles gehört dazu. Das alles macht mich aus. Und quasi nebenbei erfahren Sie, wie man richtig atmet, wie man „seinen" Atem findet und dass der Atem der Ausdruck der Lunge ist. Der Atem sagt Ihnen, wie es Ihrer Lunge geht. Und die Lunge sagt Ihnen, wie es IHNEN geht.

Die Traditionelle Chinesische Medizin, kurz TCM, hilft uns dabei am besten weiter, die großen Zusammenhänge im Körper zu verstehen. Wenn Sie bereit sind, sich auf ein etwas anderes Denken einzulassen, werden Sie verstehen, wie das Immunsystem sich über die Lunge definiert, wie Ihre Psyche von der Lunge abhängt, dass psychosomatische Erkrankungen und Autoimmunerkrankungen in der TCM Lungenkrankheiten sind, ebenso wie Hautkrankheiten, viele Formen der Allergien, Verdauungsprobleme, Burnout, Erschöpfung, Depression und wiederkehrende Infekte. Das alles können wir durch die Atmung beeinflussen!

Dann möchte ich Ihnen noch zwei weitere Werkzeuge in Ihre Hände legen: chinesische Kräuter und Akupunktur. Manchmal braucht es eine Starthilfe im Leben, und das können diese beiden Methoden sein. Und wenn Sie dann zurück sind in Ihrer Mitte, in Ihrer Gesundheit, dann hoffe ich, dass Sie diese mit dem Atem und Ihrer Lebensführung erhalten können. Dafür können all die Bücher, die ich oben erwähnt habe, wunderbare Inspirationshilfen sein. Der eine braucht es eher theoretisch fundiert, ein anderer will da gleich in die Praxis. Heute ist alles am Büchermarkt vorhanden und dafür beneide ich Sie! Als ich zehn Jahre alt war, hatte ich nichts dergleichen, nur ein tiefes inneres Vertrauen, dass die Lösung in mir selbst steckt. Das Vertrauen war so groß, dass ich meine gesundheitlichen Probleme fast ausschließlich mit mir selbst ausgemacht habe, abgesehen von den Irritationen durch die westliche Medizin, die ich dann zusätzlich auszugleichen hatte. Aber dazu später. Fangen wir einfach einmal an ...

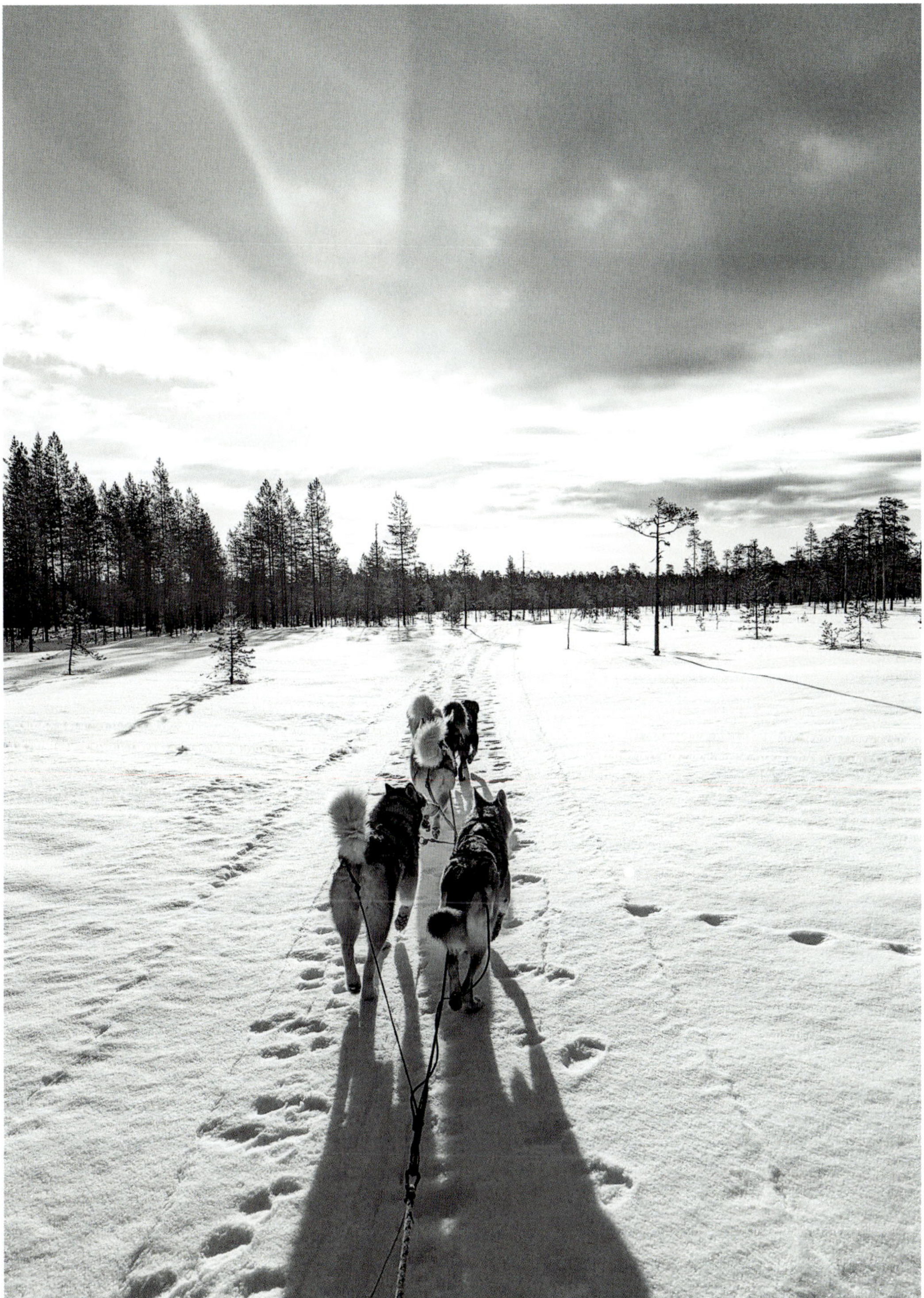

ATEM & LUNGE

MEIN LEBEN, MEINE ATMUNG

Nachdem ich mit meiner Verlegerin und der Projektleiterin des Verlages gezoomt hatte und wir uns einig waren, das Buch zu realisieren, beschloss ich, meinen dreiwöchigen bevorstehenden Schwedenaufenthalt ausschließlich diesem Buch und einer Zahl von Selbstexperimenten zu widmen.

Ich sitze also in diesem Moment in unserem kleinen Häuschen in einem winzigen Ort in der Nähe von Älvdalen in der mittelschwedischen Region Dalarna. Fünf Hunde liegen entspannt zu meinen Füßen, entspannt deshalb, weil wir in der Früh schon zwanzig Kilometer mit dem Hundeschlitten unterwegs gewesen sind. Mindestens eine Stunde am Tag zoome ich mit meiner Frau, die in Österreich geblieben ist. Es ist gerade Mitte März und sie genießt lieber den Frühling, als nochmals in die kalte Schneelandschaft Schwedens einzutauchen, um beim Schwedisch-Lernen dranzubleiben. Ansonsten werde ich hier bewusst atmen, bewusst essen, zweimal am Tag mit den Hunden unterwegs sein, Freunde treffen und schreiben. Mittlerweile kommen wir, meine Frau und ich, mindestens dreimal im Jahr nach Schweden, in unser kleines Holzhäuschen in einem winzigen Ort in Dalarna. Die Kinder sind mittlerweile alt genug, eine Zeit lang auch ohne uns in Österreich auszukommen. Hier können wir unser wunderbares, aber sehr forderndes Leben in Österreich mit unserer übervollen Arztpraxis und den vielen Unterrichtsstunden ausgleichen - meist zusammen, manchmal komme ich aber auch alleine.

Ich sitze hier und erinnere mich ...

Meine frühe Kindheit war geprägt von der schlechten Beziehung meiner Eltern. Es wurde viel gestritten, geschrien (mein Vater), geweint (meine Mutter) und mein Bruder Richard und ich waren vor allem damit beschäftigt, „nicht da zu sein“, jeder auf seine Art und Weise. In der Grundschulzeit waren es die Freunde, mit denen wir unterwegs waren und Fußball spielten. Die restliche Zeit hatte mein Bruder das Schachspiel und die Briefmarken, die ihn von zu Hause wegbrachten, ich hatte das Klavier und das Träumen, um mich in andere Welten zu beamen.

Ich erinnere mich an einen Buben in meiner Klasse, der schweres Asthma hatte und sich bei jeder Gelegenheit Spray in den Mund sprühte, um wieder atmen zu können. Es war meine erste und eine einschneidende Begegnung mit Atemlosigkeit.

Er war ein guter Freund und wir waren oft zusammen unterwegs.

Als ich zwölf war und mein Bruder zwei Jahre älter, mussten wir uns über das Wegsein keine Gedanken mehr machen: Wir wurden ins Internat „abgeschoben", so empfanden wir es damals. Mein Bruder steckte das gut weg, ich bekam eine seelische Kerbe. Kurz zuvor war zudem mein gleichaltriger Cousin, der gleichzeitig mein bester Freund war, verstorben. Mein Asthma, meine Allergien und meine Migräne begannen. Und ich lernte:

Trauer nimmt mir die Luft. Sorge macht mir Allergien. Meine innere Verzweiflung startet die Migräne.

An einem der Wochenenden, an denen ich zu Hause war, sagte ich meinem Vater, dem Internisten: „Papa, ich bekomme keine Luft!" Mein Vater hasste es, zu Hause auch Arzt sein zu müssen, und sagte daher: „Asthma ist keine lebensgefährliche Krankheit. Ich habe noch nie einen Menschen an Asthma sterben gesehen! Und wenn du etwas brauchst, nimmst du dir halt etwas!" Dazu muss man sagen, dass mein Vater Gefäß- und Herzspezialist war und eigentlich nie etwas mit Lungenkrankheiten zu tun gehabt hatte. Mit dem zweiten Satz sprach er den Medikamentenschrank in unserem Wohnzimmer an. Dieser war gefüllt mit Medikamenten, und ich begann, mich durchzuprobieren.

Ich schluckte alles, was irgendwie in Zusammenhang mit „Atemnot", „Asthma" und „Allergien" stand. Dann durchforstete ich die Ärztezeitungen meines Vaters, immer auf der Suche nach neuen Ideen für meine Selbstversuche. Wenn ich etwas fand, sagte ich es meiner Mutter, und die besorgte es mir über die Arztpraxis meines Vaters.

Im Laufe der Zeit lernte ich auf diese Weise all die verschiedenen Generationen von Antihistaminika, den „Antiallergie-Medikamenten", kennen - vor allem aber ihre Nebenwirkungen wie Müdigkeit, Konzentrationsstörung und Magen-Darm-Beschwerden.

Die Euphyllin-Präparate verursachten das Gegenteil: Nervosität, Unruhe, Schlaflosigkeit, einen rasenden Puls, vermehrtes Schwitzen. Vor allem verstärkten sie meine Migräne. Cortison-Tabletten bescherten mir meine erste Akne und mit gerade einmal zwölf Jahren meine erste schwere Depression. Mit sechzehn Jahren begann ich eine Spritzenkur, die „Hyposensibilisierung". Sie brachte mir als Nebenwirkung ständiges Fieber und Müdigkeit ein, und das für zwei lange Jahre.

Wer schon einmal keine Luft bekommen hat, weiß, wie verzweifelt man da ist. Deshalb probierte ich wirklich alles aus. Aber nichts half. Keine Wirkung, nur Nebenwirkungen!

Mit dreizehn Jahren wachte ich eines Nachts auf. Es war Wochenende und deshalb war ich gerade zu Hause. Ich wachte auf und konnte nicht mehr ausatmen. Es war wohl der bis dahin einschneidendste Moment meines Lebens. Ich wollte um Hilfe schreien, konnte aber nicht. Die Panik, die ich erlebte, war unfassbar groß. Und dann kam der Moment des Erstickens, vor dem ich immer solche Angst gehabt hatte, der Angst meines Großvaters folgend, der mir seine Angst in den blumigsten Farben geschildert und übergestülpt hatte. Doch auf einmal war da gar keine Angst. Es gab in mir nur ein tiefes Vertrauen, dass alles gut ist. Ich konnte loslassen und gehen und wenn mein ganzer Körper nicht wie ein einziger muskulärer Krampf gewesen wäre, hätte ich gelächelt.

Ich wurde bewusstlos. Mein Vater war in dieser Nacht zu Hause, spritzte mir etwas und ich kam zurück. Doch der Moment veränderte alles. Meine Beschwerden waren alle noch da, aber die Angst vor ihnen war verschwunden, vor allem die Angst vor dem Tod. An seine Stelle setzte sich ein tiefes Vertrauen in mich und meinen Körper, in die Welt und dass alles gut ist. Ich verstand eigentlich noch gar nichts, aber ich fühlte. Und ich hatte den Draht zu mir wiedergefunden.

Ich verließ das Internat mit vierzehn. Was ich dort geliebt hatte, war die Gemeinschaft, die Zusammengehörigkeit. Wir waren mehr eine Familie, als ich es bis dato in meiner Ursprungsfamilie erlebt hatte. Und das vermisste ich. Den Rest nicht. Ich suchte die Gemeinschaft fortan bei Tieren. Und da der Ort, wo wir mittlerweile lebten, neben Menschen vor allem von Pferden bevölkert war, lernte ich reiten, fand Gleichgesinnte und fühlte mich auf Anhieb bei den Pferden zu Hause. Sie gaben mir den Frieden, den mir mein Körper bis dahin nicht geben konnte. Doch meine Pferdehaarallergie stellte mich bald vor eine große Herausforderung.

Nach ein paar Monaten ging meine Lunge nach etwa einer halben Stunde beim Pferd komplett zu. Kein Spray, keine Tablette half. Ich sagte meinen Eltern nichts. Ich konnte nicht noch mal meine Familie, diesmal die Pferde, verlieren. Mir war klar, dass ich mir schnell etwas einfallen lassen musste.

Meine Logik war Folgende: Die Lunge nimmt Sauerstoff auf. Den brauche ich, um zu leben. Wenn die Lunge zu ist, kommt kaum noch Sauerstoff rein. Also muss ich den Sauerstoff VORHER in den Körper hineinzwingen. Voratmen. Dann müsste es besser gehen.

Bevor ich also in den Reitstall zum Pferd ging, atmete ich eine Zeit lang tief und schnell ein und aus. Ich hörte auf, sobald mir schwindlig wurde oder es im Körper zu kribbeln anfing. Und tatsächlich half es mir, besser über den Allergieanfall und die damit verbundene Atemlosigkeit hinwegzukommen. Ich wurde zwar genauso atemlos, aber es wirkte weniger bedrohlich und ich konnte mich mehr bewegen.

Als wir dann selbst einen Stall mit fünf Pferden hatten, putzte ich die Pferde nur noch im Freien und riss alle Türen weit auf, wenn ich ausmistete oder die Pferde mit Heu versorgte.

Ich wollte auch immer einen Hund haben, aber mein Vater verbat es mir.

Mit achtzehn Jahren machte ich den Führerschein und meine erste Aktion mit meinem neuen alten Auto war, ins Tierheim zu fahren und mit einem Schäferhundwelpen nach Hause zu kommen. Nachdem Luna mit ihren zwölf Wochen alle begrüßt hatte, konnte mein Vater einfach nichts mehr gegen sie sagen.

Abgesehen von den Pferden, die mich durch die Gegend trugen, waren gerade meine Jahre zwischen vierzehn und achtzehn geprägt von wenig Bewegung. Ich hatte einfach nicht die Luft dafür. So stürzte ich mich mehr und mehr auf die Musik und das Klavierspiel, bereitete mich neben dem Abitur noch auf die Klavieraufnahmeprüfung am Konservatorium in Wien vor und wurde dann auch tatsächlich aufgenommen. Um körperlich fitter zu werden, bat ich einmal meinen Bruder, ich war neunzehn Jahre alt, mit mir laufen zu gehen. Falls es mir nicht gut ginge, so mein Gedanke, wäre er dabei und könnte mir helfen. Er nahm Luna an die Leine und zu dritt liefen wir ganz langsam los. Doch für Luna war das viel zu langsam. Sie war es auch gewohnt, ohne Leine zu laufen und das viel schneller als das, was wir ihr gerade boten. Mein Bruder ärgerte sich darüber und riss sie ständig mit der Leine zurück. Ich merkte, wie Wut in mir aufstieg. Ich nahm meinem Bruder die Leine aus der Hand und begann, mit Luna wie wahnsinnig loszurennen. Mein Bruder, der mittlerweile Sport studierte, konnte uns nicht einholen. Und wieder lernte ich etwas:

Wut macht meine Bronchien auf!

Ich begann, fortan regelmäßig zu laufen, mit Luna und dann auch noch mit meinem Pferd am Strick. Mit achtzehn Jahren begann ich mein Medizinstudium. Ich beendete die Hyposensibilisierung, indem ich vor einem Kontrolltest ein Antihistaminikum schluckte. Die Hauttests fielen dadurch negativ aus und ich wurde als geheilt entlassen. Es war reiner Selbstschutz. Ich musste es tun, um wieder funktionieren zu können. Mein Ziel war es, Lungenfacharzt zu werden, um endlich die Heilung für meine Probleme zu finden.

Doch als ich dann endlich an der Lungenabteilung war, hatten die dort nichts, was ich nicht schon in meiner Jugend im Selbstversuch probiert hatte. Also zog ich weiter und landete auf einer Ausbildungsstelle zum Neurologen. Dort gab es den Professor Alexander Meng, Neurologe und TCM-Arzt. Er brachte mich auf die Idee der Akupunktur. Ich kaufte mir ein Akupunkturbuch und begann, mich selbst zu akupunktieren, jeden Tag mindestens einmal. Nach ein paar Wochen war mein Asthma verschwunden und es kam auch in dieser Intensität nie wieder! Damit hatte ich so gar nicht gerechnet. Ich war damals ein eingefleischter Schulmediziner, der Komplementärmedizin sehr skeptisch gegenüberstand. Aber ich hatte mich an den Spruch gehalten: „Beurteile nur das, was du selbst ausprobiert hast!"

Ich hatte die Akupunktur ausprobiert und, obwohl ich überhaupt nicht damit gerechnet hatte, half sie! Daraufhin zog ich die Konsequenz: Ich kündigte auf der Neurologie, machte meine Ausbildung zum Allgemeinmediziner fertig und verließ das Spital, um fortan weiter zu lernen und in der eigenen Praxis zu praktizieren.

Ich begann mein Studium der Traditionellen Chinesischen Medizin und erkannte bald, dass die Akupunktur nur ein kleiner Teil dieser Methode ist. Mir taten sich Welten auf und vor allem verstand ich zum ersten Mal, was ich alles erlebt hatte und wie das alles zu erklären war.

Mit Gefühlen konnte die westliche Medizin zur damaligen Zeit nicht viel anfangen. Doch die TCM konnte mir nachvollziehbar erklären, warum meine Gefühle als Zwölfjähriger mir all die Beschwerden verschafft hatten - nicht, um mich zu ärgern, sondern, um mich zu schützen, ja, um mich zu retten!

Als ich das verstand und zum ersten Mal sah, was ich in meinem Alltag alles verkehrt gemacht hatte, wusste ich, wie mein Lebensweg fortan aussehen sollte: Ich würde mich dem Studium dieser großartigen Medizin aus China widmen und für die Verbreitung des Wissens sorgen. Ich wollte möglichst vielen Menschen all die Umwege ersparen, die ich in meinem Leben hatte gehen müssen. Und ich wollte ihnen die Heilung in die eigenen Hände legen.

JEDER und JEDE kann unglaublich viel zur eigenen Heilung beitragen!

Das fängt mit dem Tagesablauf, der Ernährung, dem Umgang mit Menschen und Tieren, dem Umgang mit den eigenen Gefühlen, dem täglichen Schlaf und den eigenen Gedanken an. Das hängt damit zusammen, wie sehr man sich täglich stresst und wie weit man bereit ist, das eigene Leben so zu ändern, dass man gesund werden kann.

Das hängt damit zusammen, ob man versteht, was einem der Körper versucht zu sagen, und damit, ob man alles daransetzt, auf ihn zu hören und es umzusetzen.

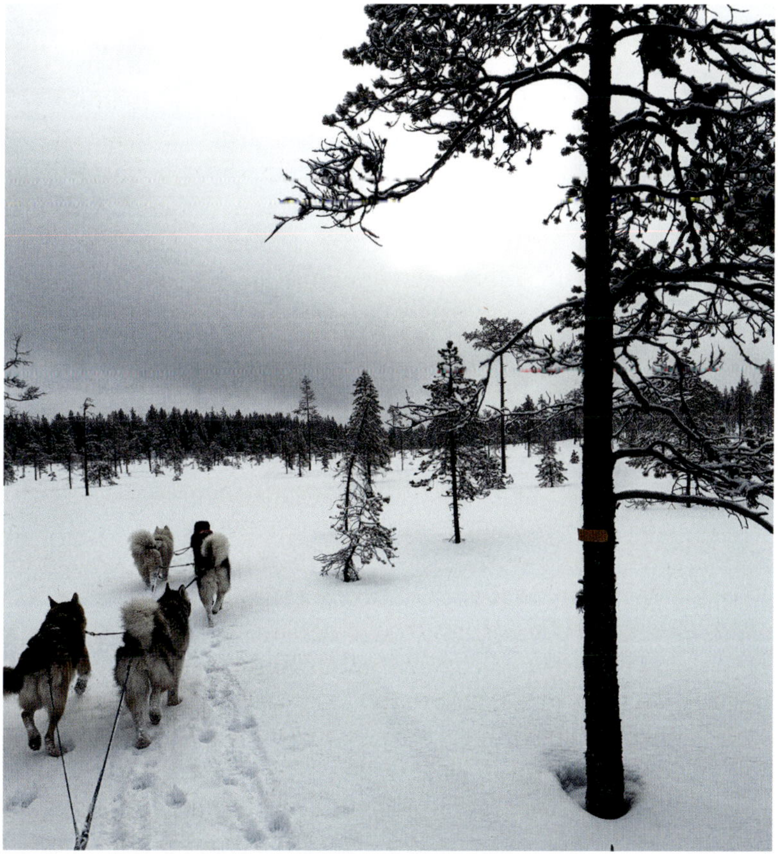

Ein Grund, warum ich den Umgang mit Tieren liebe: Da gibt es kein Verstellen, sondern nur die direkte Reaktion auf das, was ich aussende. So fungieren Tiere wie Spiegel unserer selbst. Darum fanden über die Jahre immer mehr Tiere den Weg in unsere Familie. Mit ihnen wurden wir eine Großfamilie, wie ich es im Internat gefühlt hatte, mit all der Sicherheit, dem Schutz, dem bedingungslosen Füreinander-da-Sein, dem uneingeschränkten Vertrauen, das es galt und gilt, nicht zu verletzen. Unsere Kinder haben diese Familie komplett gemacht und sind wie selbstverständlich mit all den Tieren groß geworden. Sie sind zu verantwortungsvollen, fast schon Erwachsenen herangereift.

Und ich lernte weiter, musste weiterlernen. Die Schulmedizin hat mich die Funktionalität der Lunge und des Atems gelehrt, die TCM hat mir erstmals schlüssig die Verbindung von Körper und Gefühlen, von Gesundheit und Krankheit erklärt. Was noch fehlte, war die Atemkontrolle, das bewusste Steuern der Atmung. Das fand ich in meiner Yogalehrerausbildung.

DER KÖRPER

Fangen wir zunächst beim Körper an: Das Wunder unseres Körpers besteht darin, dass er einfach funktioniert! Sie müssen nur auf ein paar Sachen hören, die er Ihnen sagt, wie: „Ich habe Hunger!“, „Ich habe Durst!“, „Ich muss mal!“ oder „Ich muss jetzt schlafen!“ Wenn Sie das tun, ist es einfach: Alles funktioniert!

Wir kommen als Säugling auf die Welt, und die Instinkte, die tief in unserem Stammhirn verankert sind, treiben uns dazu, ohne Zutun von Denken und bewussten Entscheidungen das Richtige zu tun. Unglaublich, oder? So trinkt der Säugling, er schläft, trinkt, schläft, macht die Windel voll, trinkt und schläft. Mit der Zeit wird er immer wacher, aufmerksamer und nimmt seine Umgebung immer mehr wahr. Er lernt sich umzudrehen, zu krabbeln, aufzustehen und zu gehen. Er lacht und weint und lernt, damit alles zu bekommen, was er braucht. Und dann beginnt er zu sprechen, zu verstehen und auf einmal wird der eigene Instinkt, der zu einhundert Prozent funktioniert hat, mehr und mehr durch äußere Faktoren, durch UNS Erwachsene ersetzt. Nie gab es auch nur einen einzigen Gedanken darüber, was man zu tun hat, um zu verdauen, um zu atmen, um zu schlafen, um zu stuhlen oder zu urinieren. Das alles funktionierte einfach wie von selbst, autonom, unabhängig von Gedanken und willentlicher Kontrolle.

Das autonome oder vegetative Nervensystem steuert genau diese Funktionen: die Atmung, die Verdauung, den Schlaf, dann noch die ganze Temperaturregulation, das Schwitzen und das Frieren, die Funktion aller Organe und all unserer Sinne, den Blutdruck, den Herzschlag, die Weite der Pupillen und das Scharfstellen unseres Sehens. Die übliche Definition des autonomen Nervensystems ist, dass es der Teil des Nervensystems ist, der willentlich nicht beeinflusst werden kann. So habe ich es im Medizinstudium gelernt und so wird es heute noch von den meisten Schulmedizinern praktiziert: Atmung? Kann man willentlich nicht beeinflussen. Verdauung? Kann man willentlich nicht beeinflussen. Temperaturregulation? Kann man willentlich nicht beeinflussen. Blutdruck? Kann man willentlich nicht beeinflussen, und so weiter.

Dabei besteht das autonome Nervensystem aus zwei Teilen: dem Sympathikus und dem Parasympathikus. Der Sympathikus ist der Aktivator im Körper. Alles, was mit Aktivität zu tun hat, mit Stress und Anspannung, aktiviert der Sympathikus. Die Evolutionstheorie spricht von fight, flight or fuck - kämpfen, fliehen oder sich fortpflanzen. Es sind die drei Dinge, die für Lebewesen, inklusive uns, wichtig sind, um zu überleben, um nicht auszusterben. Alle drei Verhaltensweisen erfordern viel Spannung im ganzen Körper bei gleichzeitiger Unterdrückung der in diesen Momenten nicht notwendigen Körperfunktionen wie Verdauung, Immunsystem und Schlaf. Wurde erfolgreich geflohen oder gekämpft, hat man sich mit einem Partner erfolgreich vereinigt, braucht es nun die Entspannung, die Regeneration, das Auffüllen der verbrauchten Reserven und Kalorien. Dafür gibt es den Parasympathikus. Er sorgt dafür, dass die Verdauung wieder in Ruhe arbeiten kann und der Appetit gesteigert wird. Die Atmung wird wieder ruhig und tief, um auch genügend Sauerstoff für die Verdauung der Nährstoffe in den Zellen bereitzustellen. Die Körpertemperatur ebenso wie der Blutdruck fahren runter, dann kommt die Müdigkeit und mit ihr der Schlaf. Durch den Wegfall des Denkens und der körperlichen Bewegung wird zusätzlich Energie eingespart und der Körper kann in Ruhe vollends regenerieren.

Erinnern Sie sich an den Säugling? Bei ihm laufen Sympathikus und Parasympathikus noch ganz sanft ab. Zum Glück muss ein menschlicher Säugling noch nicht wegrennen und nicht kämpfen. Am Anfang des Lebens, nach erfolgreicher Geburt, dominiert der Parasympathikus, um in aller Ruhe den

Körper des Kindes wachsen zu lassen. Der Aufbau steht im Vordergrund, nicht die Arterhaltung. Darum sollen sich die Eltern, die Erzieher, die Erwachsenen kümmern. Je wacher der Säugling innerhalb der ersten Monate wird, desto mehr zeigt sich der Sympathikus, aber immer perfekt abgestimmt auf den Parasympathikus, um weiterhin gut zu wachsen und die gesamte körperlich-geistige Entwicklung voranzutreiben.

Sehen wir uns die Lunge genauer an: Sie besitzt zwei Lungenflügel, einen in der linken, einen in der rechten Brusthöhle, die gemeinsam den Brustkorb bilden. Der linke Lungenflügel hat zwei Lappen, der rechte drei. Umgeben ist die Lunge vom Lungenfell, einem Blatt für die Lunge und einem Blatt für den Brustkorb, jeweils fest mit Lunge und Brustkorb verbunden. Dazwischen herrscht ein Unterdruck, durch den die Lunge bei Atembewegungen des Brustkorbs mitgezogen und geweitet werden kann.

Die Lunge atmet nicht, sie wird geatmet.

Tatsächlich ist die Lunge wie ein Sack von Lungenbläschen, den Alveolen, zu denen über die Luftwege (die Luftröhre, die großen Bronchien, die immer kleiner werdenden Bronchien) die Luft herangebracht und abgeführt wird. Dies geschieht über drei Mechanismen: über das Zwerchfell mit der sogenannten Bauchatmung, den Brustkorb mit all den Zwischenrippenmuskeln und, als Reservesystem, die Reserveatmung mit den Atemhilfsmuskeln der Halswirbelsäule und des Schultergürtels.

1. Das Zwerchfell ist der größte Muskel in unserem Körper. Es sitzt zwischen Brustkorb und Bauch, trennt also die Brusthöhle von der Bauchhöhle. Dieser Muskel sieht aus wie ein aufgespannter Regenschirm. Wenn man einatmet, spannt er sich aktiv an und wird immer flacher. Dabei erzeugt er einen Sog in der Lunge, die die Atemluft über Nase oder Mund einzieht. Gleichzeitig wölbt sich der Bauch sichtbar nach außen. Darum wird die Atmung mit dem Zwerchfell auch Bauchatmung genannt. Bei der Ausatmung entspannt sich das Zwerchfell, was passiv passiert. Es wölbt sich nach oben und leitet damit die Luft wieder bei Nase oder Mund, je nachdem, was gerade offen ist, hinaus. Der Bauch senkt sich.
2. Bei der Brustatmung spannen sich die Zwischenrippenmuskeln während der Einatmung aktiv an, sodass sich der Brustkorb nach außen sichtbar hebt. Bei der Ausatmung senkt sich der Brustkorb wieder, was passiv passiert.

3. Normalerweise sollte der Körper mit diesen zwei Systemen auskommen. Als Joker hat der Körper aber noch die Reserveatmung, um die obersten Abschnitte der Lunge, die Lungenspitzen, auch noch zu belüften. Dabei hebt der Körper die Schultern und spannt bei der Einatmung die Muskeln der Halswirbelsäule und des Schultergürtels an, um auch noch die obersten drei Rippen anzuheben. Diese Form der Atmung sieht man, wenn ein Asthmatiker keine Luft bekommt und sich mit den Armen aufstützt, die Schultern ganz oben, um wirklich die allerletzten Alveolen noch nutzen zu können.

Alle drei Systeme beatmen die Lunge passiv. Doch die Lunge selbst hat auch ein Wörtchen mitzureden. Dafür hat sie glatte Muskelzellen, die um die Bronchien angeordnet sind, die sogenannte Bronchialmuskulatur. Die Lunge kann diese Muskulatur anspannen und entspannen. Wenn zum Beispiel ständig viel zu viel geatmet wird, verengt die Lunge ihre Bronchialmuskulatur, was man als Atemnot und Enge im Brustkorb wahrnimmt, die Geburtsstunde des Asthma bronchiale.

Hört sich das für Sie erst einmal merkwürdig an? Denken Sie vielleicht: Wenn viel geatmet wird, müsste die Lunge doch besonders viel Sauerstoff haben und daher vollkommen zufrieden sein. Schließlich kann sie doch dann ihren Job, den Körper mit Sauerstoff zu versorgen, optimal erfüllen. Mehr ist doch besser, oder? Leider nicht! Sie kennen vielleicht das Sprichwort: „Das Gegenteil von gut ist gut gemeint!" Das können wir hier anwenden. Aber weil das so spannend ist, sehen wir uns das gleich noch viel genauer an.

Normalerweise sollten wir in Ruhe achtzig Prozent der Atmung über den Bauch gehen lassen und nur etwa zwanzig Prozent über den Brustkorb. Die Reserveatmung sollte in unserem modernen Alltag gar nicht vorkommen! Doch tatsächlich ist es bei uns im Westen meist genau umgekehrt: achtzig Prozent Brust, zwanzig Prozent Bauch und dann quetschen sich noch ein paar Prozent Reserveatmung hinein, weil eben diese Rechnung nicht aufgeht! Da läuft also etwas total schief mit der Atmung. Untersuchungen in Großstädten haben ergeben, dass nur etwa zehn Prozent der Menschen richtig atmen. Die anderen neunzig Prozent sind eine mehr oder weniger erfolgreiche Reaktion auf unser stressiges Leben: mehr, weil es uns nicht einmal auffällt, da wir ja weiterhin irgendwie funktionieren, weniger, weil wir mehr und mehr Beschwerden bekommen, die wir meist nicht mit der Atmung in Verbindung bringen ...

Das Zauberwort heißt Stress.

Diesen Begriff prägte der aus Österreich stammende kanadische Wissenschaftler und Arzt Hans Selye in den Dreißigerjahren des vorigen Jahrhunderts. Dabei borgte er sich das Wort „Stress" aus der Materialkunde. Stress ist das, was ein Stück Metall erleidet, wenn man es biegt, wenn man es Hitze oder Kälte aussetzt: Es passt sich an, um nicht zu brechen. Stress bedeutet somit die „Anpassungsreaktion eines Materials auf geänderte Umweltbedingungen" und genau so hat Hans Selye den Begriff auf den Menschen übertragen: Stress ist die Anpassungsreaktion des Menschen auf geänderte äußere Bedingungen. Stress ist überlebensnotwendig. Er schafft als körperliche Reaktion die Voraussetzung dafür, dass der Körper unter Belastung überlebt. Das Programm der Evolution mit „fight, flight or fuck" geht nur deshalb, weil jede einzelne Zelle, jedes Hormon und jeder Nerv im Körper mitspielt. Und so wie ein Stück Metall im Feuer zu einem Schwert geschmiedet wird, schmiedet das Leben mit all seinen Stressoren, den Dingen, die uns stressen, unseren Körper.

Stress ist lebensnotwendig

Stress schult uns, unseren Körper und unseren Geist, das Leben zu überleben. Ein mögliches Szenario für Stress könnte folgendermaßen aussehen: Wir stehen auf einmal vor einem Löwen und es sind keine Gitterstäbe dazwischen. „Fight or flight", Kampf oder Flucht, wäre jetzt die angebrachte Reaktion, um der Situation zu begegnen. Dafür gibt es ein Programm in uns, das in einem solchen Moment aktiviert wird: Das autonome Nervensystem übernimmt ab jetzt das Ruder, und zwar der Sympathikus: Zunächst einmal wird die Atmung viel schneller und dadurch flacher und brustlastig, gleich mit aktivierter Reserveatmung, man weiß ja nie, für tiefes In-den-Bauch-hinein-Atmen ist nun wirklich keine Zeit.

Der Körper denkt also vor: Gleich werde ich rennen und gleich werden die vielen aktivierten Muskeln ganz viel Säure produzieren, die ich am effektivsten als CO_2, als Kohlendioxid, über die Lunge abatme. Deshalb kommt gleich einmal viel Sauerstoff in den Körper und das heizt alles an: die Körpertemperatur, damit der Stoffwechsel auf Hochtouren laufen kann, die Herzfrequenz und den Blutdruck, damit viel Blut möglichst schnell mit all dem Sauerstoff unter Druck durch den Körper rast und alle Muskeln bedient, das Denken, damit viel schneller Entscheidungen getroffen werden können bei gleichzeitiger Verdrängung aller negativer Gefühle, denn die würden jetzt nur stören. Gleichzeitig wird alles für den Moment Unnötige abgeschaltet: das Immunsystem, weil sich der Körper erst einmal um die großen Feinde, also den Löwen, kümmern muss und nicht um die mikroskopisch kleinen wie Rhinoviren oder ein paar Kratzer in der Haut. Auch für Verdauung und Schlaf bleiben jetzt keine Kapazitäten, alles Dinge, die man eher für das Danach braucht.

Stellen Sie sich diesen Menschen vor, wie er da hechelnd, schwitzend, mit roten Augen und hochrotem Kopf, nervös und gerade am Sprung vor dem Löwen steht, aber das nicht nur für einen Moment, so wie es in der freien Wildbahn eben ist, sondern dauerhaft. Stundenlang, tagelang, wochenlang, monatelang. Genau das ist unser Dilemma!

Die akute Stressreaktion ist die Genialität der Evolution, die chronische Stressreaktion die Dummheit des Menschen!

All diese Veränderungen der Stressreaktion bedeuten, in Hormonen ausgedrückt: eine vermehrte Adrenalin- und Noradrenalinausschüttung als Zeichen von Stress und eine vermehrte Cortisolausschüttung. Cortisol, das körpereigene Cortison, unterdrückt unter anderem das Immunsystem und fördert damit die Entstehung von Entzündungen im Körper. Die Reparatur von Wunden, Gefäßen und Bindegewebe wird gehemmt und so einiges wird in unserer Psyche angestellt. Damit einher geht außerdem ein dauerhaftes Feuern des Sympathikus und die Unterdrückung des Parasympathikus. Die Folgen sind ein ständig erhöhter Pulsschlag und ein erhöhter Blutdruck. Die vermehrte Atmung wird flach, die Schultern werden hochzogen (Atemreserve!), die Muskeln im Hals- und Nackenbereich verkrampfen mehr und mehr. Der Körper kommt einfach nicht zur Ruhe, die Verdauung wird unterdrückt und damit auch die Aufnahme all der Nahrungsbestandteile, die uns Kraft geben und gesund erhalten sollen. Auch der gesunde Schlaf bleibt aus, sodass der Körper in der Nacht nicht regeneriert. Das alles und noch vieles mehr besteht dauerhaft, jeden Tag und nach der schlechten Nachtruhe am nächsten Tag wieder und immer wieder. Damit ist der Weg für chronische Erkrankungen geebnet, die alle eines gemeinsam haben: ständige Entzündungen. Dabei geht es nicht nur um Asthma bronchiale, das quasi die direkte Reaktion auf die Atemstörung ist, sondern um alle chronischen und entzündlichen Erkrankungen unserer westlichen Welt:

- Allergien und Unverträglichkeiten, vor allem Histamin
- Autoimmunerkrankungen wie Morbus Crohn, Colitis Ulcerosa, Hashimoto-Thyreoiditis, Multiple Sklerose, Lupus Erythematodes
- rheumatische Erkrankungen
- chronische Schmerzsyndrome
- Infektneigung
- Stresserkrankungen wie hoher Blutdruck und eine erhöhte Wahrscheinlichkeit für das Auftreten von Herzinfarkt und Schlaganfall
- Verdauungsstörungen, Burnout und Erschöpfung, Depression und eine Latte von weiteren psychischen Erkrankungen

Dem Körper ist es dabei vollkommen egal, ob Sie den Stress als positiv oder negativ bewerten und erleben! Im Körper spielt sich immer die gleiche Reaktionskaskade ab, so wie es die Evolution in uns programmiert hat.

Eustress ist gefährlicher als Disstress!

Eustress, der positiv empfundene Stress, ist deshalb gefährlicher als Disstress, der negativ empfundene Stress, weil Sie nicht genug davon kriegen! Beim Disstress werden Sie alles daransetzen, ihn zu vermeiden, nach Eustress können Sie regelrecht süchtig werden.

Dauerstress macht krank

Ich habe den Zusammenhang zwischen Stress und Entzündungsreaktionen bereits erwähnt. Dabei ist eine Entzündung eigentlich etwas Positives: Der Körper möchte ein Problem reparieren. Das kann zum Beispiel eine Infektion mit einem Keim sein, etwa einem Bakterium, das eliminiert werden soll. Oder der Körper möchte in einer Gefahrenzone dauerhaft Abwehrkräfte stationieren, damit sie bei Bedarf jederzeit eingreifen können. Das alles ist erst einmal gut. Das Problem bei der chronischen Stressreaktion ist jedoch, dass sie die Entzündung nicht repariert, sondern das Problem fixiert. Die Darmstelle wird zum Beispiel dauerhaft geschwächt, die Schilddrüse irreversibel zerstört, im Gehirn werden Nerven- und Bindegewebe zerstört und dauerhaft Narben hinterlassen. Auch der zu hohe Blutdruck wird dauerhaft hoch fixiert, in dem die Gefäße so umgebaut werden, dass sie dem hohen Druck dauerhaft standhalten. Das Dilemma: Wenn insgesamt zu viel Zeit ohne Veränderung vergangen ist, passiert irgendwann Folgendes: Auch wenn der Dauerstress nach einiger Zeit aufhört und mit ihm auch die Entzündung ENDLICH aufhört, bleibt die Erkrankung, bleibt die Störung, bleibt die Beschwerde! Mit unserem Anfangsbild ausgedrückt heißt das:

Der Mann, der nach zwei Jahren noch immer vor dem Löwen steht und noch immer nicht entschieden hat, ob er rennen soll oder kämpfen, wird körperlich und seelisch mittlerweile ein Wrack sein, selbst wenn sich der Löwe umdreht und einfach geht.

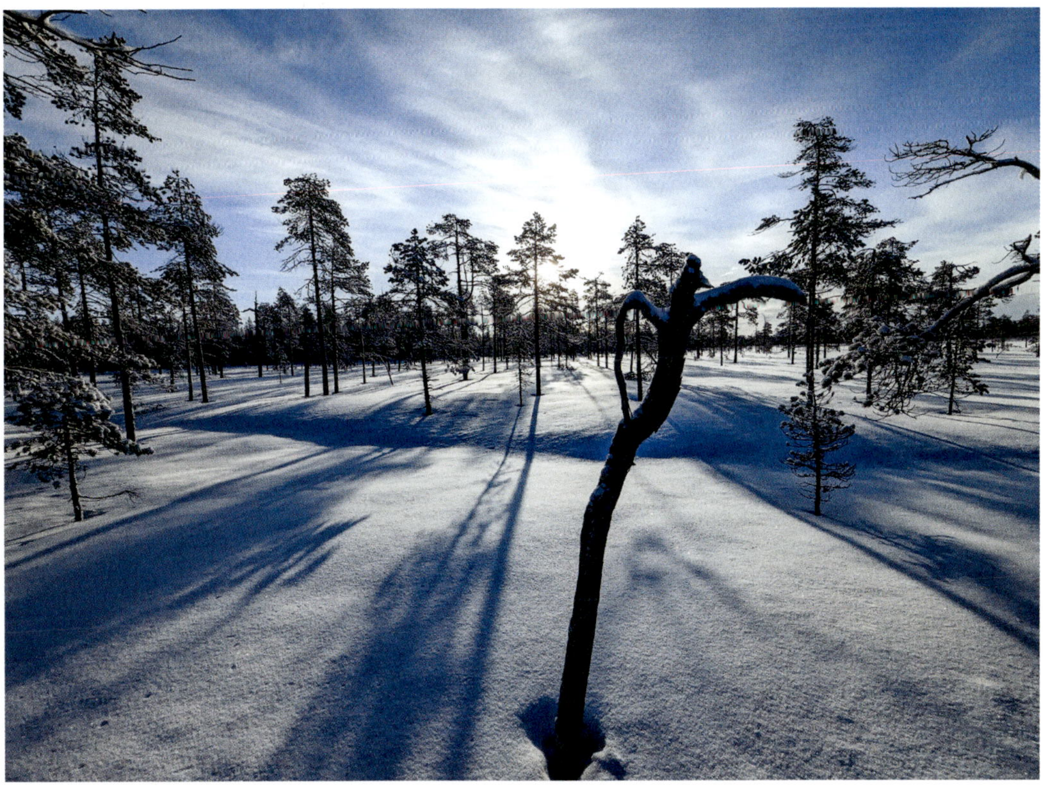

Der Körper gewöhnt sich daran, und das ist das Problem. Kommen wir zurück zur Atmung. Im Gehirn gibt es einen Bereich von Nervenzellen, die automatisiert die Ein- und Ausatmung regeln. Dieses Areal, das sich im verlängerten Mark, der Medulla oblongata, befindet, nennt man Atemzentrum. Diese Nervenzellen haben Rezeptoren, die den Kohlendioxidgehalt, also den CO_2-Gehalt im Blut, messen können. Es wird somit nicht der Sauerstoff gemessen, sondern das CO_2! Im Gegensatz zu Sauerstoff hat CO_2 viel weitreichendere Effekte im Körper. Ich möchte Sie nicht mit Biochemie langweilen, aber ein bisschen Verständnis wird Ihnen die Sache näherbringen.

DIE ZELLATMUNG

Jede einzelne Zelle in unserem Körper atmet. Der Sauerstoff, der über unsere Lungen ins Blut gelangt, wird an den roten Blutfarbstoff, das Hämoglobin, gekoppelt. Auf diese Weise wird er in den roten Blutkörperchen im Blut transportiert und gelangt so zu den Körperzellen. Diese nehmen den Sauerstoff auf, genauso wie sie die zerlegten Moleküle der Eiweiße, Fette und Kohlenhydrate, die wir essen, aufnehmen. Im Feuer des Sauerstoffs werden diese Nahrungsbestandteile verbrannt, es entsteht Energie, Wärme und das Ausscheidungsprodukt CO_2.

Wir atmen, um verdauen zu können!

Jede einzelne Zelle unseres Körpers hat einen Verdauungsapparat und nur mithilfe des Sauerstoffs kann sie verdauen. Das ausgeschiedene CO_2 ist also ein direkter Ausdruck unseres Stoffwechsels, des Umsatzes, wie viel Nahrungsstoffe gerade verbrannt werden.

Ebenso wie Ein- und Ausatmung im Gleichgewicht gehalten werden, hält der Stoffwechsel sein Gleichgewicht, Stoffe in Energie zu verwandeln, je nachdem, wie viel gerade gebraucht wird. Man erkennt dies am Säure-Basen-Haushalt des Körpers und des Blutes. Der pH-Wert des Blutes muss immer konstant zwischen 7,35 und 7,45 gehalten werden. Der pH-Wert von 7 wäre neutral, Werte unter 7 sind sauer, Werte darüber sind basisch. Der normale pH-Wert des Blutes ist also leicht basisch.

Der Körper hat vor allem drei große Systeme, um den pH-Wert konstant zu halten:

1. System ist der Stoffwechsel, in dem die Produktion von CO_2 reguliert wird.

2. System sind die Nieren, über die die Ausscheidung von Säuren reguliert wird.

3. System sind die Lungen, über die wir CO_2 und damit eine Säure mehr oder weniger abatmen.

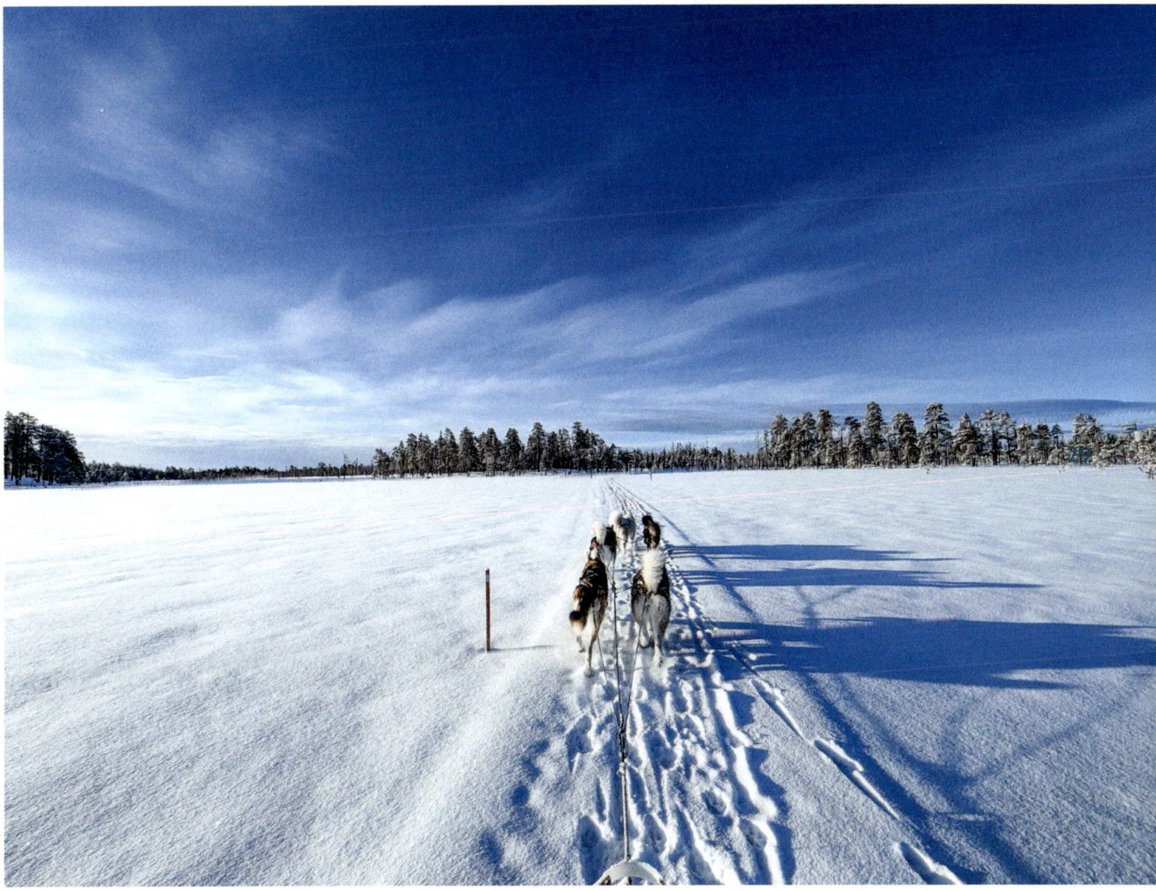

HYPERVENTILATION

Hyperventilation bedeutet mehr und häufiger zu atmen, als der Körper benötigt.

Kehren wir wieder zurück zu unserer chronischen Stressreaktion, die so typisch bei uns ist: Durch die flache, aber gesteigerte Atmung wird vermehrt CO_2 über die Lunge abgeatmet. Der Körper verliert Säure, was wir als respiratorische Alkalose bezeichnen.

Den Zustand, dass im Körper in der Folge dann zu wenig CO_2 vorhanden ist, nennen wir Hypokapnie. Keine Angst, selbst dann hält unser Körper den pH-Wert im Blut konstant, aber um das bewerkstelligen zu können, löst dieser Zustand eine regelrechte Kettenreaktion aus.

Denken Sie noch einmal an meinen jugendlichen Selbstversuch: Um meine Pferdehaarallergie besser zu überstehen, habe ich vermehrt VORgeatmet, was mir dann tatsächlich während der allergischen Reaktion beim Pferd geholfen hat. Als zeitlich begrenztes Ereignis ist das überhaupt kein Problem, ebenso wenig wie auch das kurze Vorbeischauen beim Löwen kein Problem darstellt. Das Problem entsteht erst dann, wenn ich ständig voratme, um meine Allergie in den Griff zu bekommen, oder wenn Sie vor dem Löwen verharren.

Kurzfristig ist die Stressreaktion mit der vermehrten Atmung, der Hyperventilation, normal!

Sie kennen das sicherlich alle: Wenn Sie aufgeregt sind, atmen Sie viel schneller und flacher. Auf diese Weise bekommt der Körper tatsächlich mehr Sauerstoff, um kurzfristig besser und klarer denken und schneller reagieren zu können. Bei einer plötzlichen Gefahr kann diese Stressreaktion überlebenswichtig sein! Und wenn Sie dann tatsächlich kämpfen oder davonrennen, verbrennen Sie auch mehr Stoffe im Stoffwechsel: Nicht nur die Muskeln benötigen viel mehr Energie, auch Ihr dahinrasendes Gehirn. Die Folge: Es entsteht mehr CO_2 – und dafür ist das vermehrte Abatmen über die Lunge sehr clever. In besonders stressigen Situationen kann man dann auch schon ein leichtes Schwindelgefühl spüren, dass daher rührt, dass das Gehirn auf die kurzfristige Alkalose reagiert, alternativ kann es auch in Händen und Füßen kribbeln, wenn die Nerven von Händen und Füßen die Alkalose mitbekommen. Und oft erlebt man plötzlich auch eine unbändige Energie.

Das ist der Grund, weshalb der Körper die Atmung verändert. Und die erst einmal sehr gute Reaktion unseres Körpers auf Stress wird erst dann ein Problem, wenn es chronisch wird, wenn die Hyperventilation zur alltäglichen Atmung wird.

Hyperventilationssyndrom (HVS)

1871 beschrieb eine amerikanische Publikation die Hyperventilation bei dreihundert Soldaten aus dem amerikanischen Bürgerkrieg. Sie klagten über Kurzatmigkeit, Atembehinderung und unregelmäßigen Herzschlag. Ein Arzt beschrieb dies als ein Herzproblem.

Erstmalig wurde der Begriff des Hyperventilationssyndroms (HVS) in den Dreißigerjahren des 20. Jahrhunderts beschrieben. In Großbritannien galt sogar der Spruch, das Hyperventilationssyndrom sei „eine der häufigsten chronischen Beschwerden von Stadtmenschen mit sitzender Tätigkeit". Die Therapie dafür war damals, in eine Tüte zu atmen, um sich das eigene ausgeatmete CO_2 wieder zuzuführen.

Die Kettenreaktion unseres Körpers

Wenn wir ständig hyperventilieren, also ständig zu viel atmen, wird eine Kettenreaktion in unserem Körper in Gang gesetzt. Zuerst einmal führt die Hyperventilation zur Hypokapnie, dem Mangel an CO_2. Diese niedrigen CO_2-Werte regen den Sympathikus an, sodass der Körper noch mehr in die Anspannung geht. Mit der Zeit produzieren die Muskelzellen vermehrt Milchsäure, um den Verlust der Säure CO_2 auszugleichen, dadurch entstehen Muskelverkrampfungen und -schmerzen. Das wiederum verschlechtert den Stoffwechsel, was zu chronischer Müdigkeit, Erschöpfung und Depression führt. Die Krämpfe können aber auch im Magen-Darm-Trakt entstehen ebenso wie in den Muskeln der Bronchien - dann sind die Folgen Magen-Darm-Beschwerden und Asthma bronchiale.

Der vermehrt aktive Sympathikus führt zu einer vermehrten Ausschüttung von Histaminen, wodurch zusätzlich Allergie- und Unverträglichkeitssymptome entstehen. Zusammen mit der Verkrampfung der Muskulatur des Brustkorbs und dem Gefühl, nicht durchatmen zu können, kommt ein vermehrter Herzschlag hinzu, was zusammen mit der allgemeinen Spannung in Symptome einer Panikattacke münden kann.

1904 beschrieb der dänische Biochemiker Christian Bohr, dass CO_2 im Blut notwendig ist, um den Sauerstoff aus den roten Blutkörperchen für die Zellatmung freizugeben. Man spricht vom Bohr-Effekt. Ist der CO_2-Gehalt im Blut zu gering, kann der Sauerstoff nicht hinreichend an die Zellen abgegeben werden und Gewebe und Gehirn erleiden einen Sauerstoffmangel mit den Symptomen Müdigkeit, Kraftlosigkeit, Kurzatmigkeit. Da auch das Atemzentrum mit zu wenig Sauerstoff versorgt wird, führt dessen Sauerstoffmangel über das Gefühl der Angst, vor allem der Angst zu ersticken, indirekt zu weiterer Hyperventilation, sodass wir nun in einem Teufelskreis feststecken.

Ursachen des Hyperventilationssyndroms

Alles, was den Körper stresst, kann Auslöser für einen Dauerstress im Körper sein.

Das kann schon in der Kindheit durch ein traumatisches Erlebnis passieren, durch den Verlust eines geliebten Menschen zum Beispiel. Aber auch ständige Belastungen der Psyche oder des Körpers, das Gefühl der Über- oder Unterforderung, ständiger Kummer und Sorgen, Geldnot, Scheidung, Vergewaltigung, Arbeitslosigkeit, Prüfungen. Die Liste kann unendlich fortgeführt werden. Natürlich: So ist das Leben. Es stellt uns vor Herausforderungen und jedem von uns passiert Schlimmes, das uns kurzfristig sehr belastet. Entscheidend ist, dass wir diese Belastung wieder aus uns herausbekommen! Darum ist die Bewältigung von Problemen, von Verlusten, von Trauer, von Stress so wichtig! Wenn dieser Bewältigung und Verarbeitung kein Raum eingeräumt wird, wenn nicht gesprochen und nicht getröstet wird, wenn es kein Verständnis gibt, keine Veränderung im Leben, keine adäquate Konsequenz aus einem schlimmen Erlebnis, dann bleibt das Trauma im Körper und führt zu Dauerstress und Hyperventilation, letzteres ein Teil der allgemeinen Stressreaktion, aber mit großer Wirkung.

Viele Faktoren unseres modernen Lebens führen dazu, unseren Atem zu schwächen. Das fängt mit der Ernährung an: Oft ist sie einfach zu viel. Das viele Essen und der daraus resultierende Bauch machen es dem Zwerchfell schwer, über den Bauch einzuatmen. Das Gleiche gilt für das viele Sitzen in unserem Leben.

Sitzen ist das neue Gehen: Was man früher gegangen ist, sitzt man heute herum. Vor dem Computer, vor dem Fernseher, bei der Arbeit, zu der man auch meist sitzend im Auto, im Zug, im Bus gelangt. Und meistens sitzt man nicht gerade, sondern gekrümmt, was es noch schwerer macht, gut über den Bauch zu atmen. Der Bewegungsmangel von so vielen von uns führt dazu, dass wir unsere Atmung wenig bis gar nicht trainieren. Alle Muskeln unseres Körpers gehören trainiert, und Sie haben bereits gehört, dass es Muskeln sind, die die Atmungsarbeit erledigen: das Zwerchfell, die Rippenmuskeln, die Rückenmuskeln. Alle diese Muskeln gehören trainiert. Zu guter Letzt leben und arbeiten wir meist in überheizten Räumen, tragen viel Gewand, um uns gegen Umwelteinflüsse zu schützen. Meist ist uns eher zu warm als zu kalt, mit weitreichenden Folgen.

Die Lunge ist ein wichtiges Organ unserer Temperaturregulation.

Bei Kälte wärmen wir die kalte Luft über die Nase vor und erhöhen intuitiv die Atemfrequenz, um dem Stoffwechsel mehr Sauerstoff zur Verfügung zu stellen, welcher dann mehr Wärme bildet, um die Kerntemperatur in uns konstant bei etwa 37 Grad zu halten. Doch der Kälte setzen wir uns nicht mehr aus. In unseren Leben herrscht Wärme vor, und trotzdem atmen wir zu viel und zu oft, weil das der Stress in uns auslöst. Aber wo soll denn dann die ganze Wärme hin? Von draußen und aus dem Stoffwechsel?

Die Reaktion des Körpers ist Folgende: Er fährt den Stoffwechsel runter. Dadurch setzen wir aber weniger Kalorien um und verlagern diese lieber in unsere Fettdepots. Jetzt wird der Körper also auch noch thermoreguliert und wieder staut sich die Wärme im Körper. Das alles sind Faktoren, die die Entstehung von Entzündungen und Infektionen begünstigen.

Kältetraining ist Lungentraining.

Das hat Wim Hof intuitiv erkannt, nachdem er mit dem Eisbaden begonnen hatte. Um die Kälte des Eises auszuhalten, atmet er forciert vor und produziert dadurch die Wärme, die es braucht, um die Kerntemperatur des Körpers konstant zu halten. Kälte und Atmung - die perfekte Kombination!

Körperliche Zeichen der Hyperventilation

Bei den meisten von uns passiert das Überatmen, das Hyperventilieren, ohne dass wir es bemerken. Unser autonomes Nervensystem übernimmt die Führung. Ein typisches Anzeichen ist die Mundatmung, weil das einfach schneller geht. Generell wirkt die Atmung angestrengt, unregelmäßig und ist deutlich hörbar. Auch gibt es Atempausen, die in tiefes Seufzen oder Gähnen übergehen. Schniefen, das schnelle, stoßhafte Einatmen über die (verstopfte) Nase, ist ebenfalls ein typisches Merkmal, genauso wie die auffallenden Atembewegungen des Brustkorbes und generell der Atmung. Auch das tiefe und lange Einatmen vor dem Sprechen und das schwere Atmen und Schnarchen in der Nacht sind weitere Merkmale.

Die gesunde Atmung bemerkt man nicht.

Die gesunde Atmung ist so weit im Hintergrund, dass man sie überhaupt nicht wahrnimmt. Sie drängt sich nicht ins Bewusstsein. Sie dient im Hintergrund.

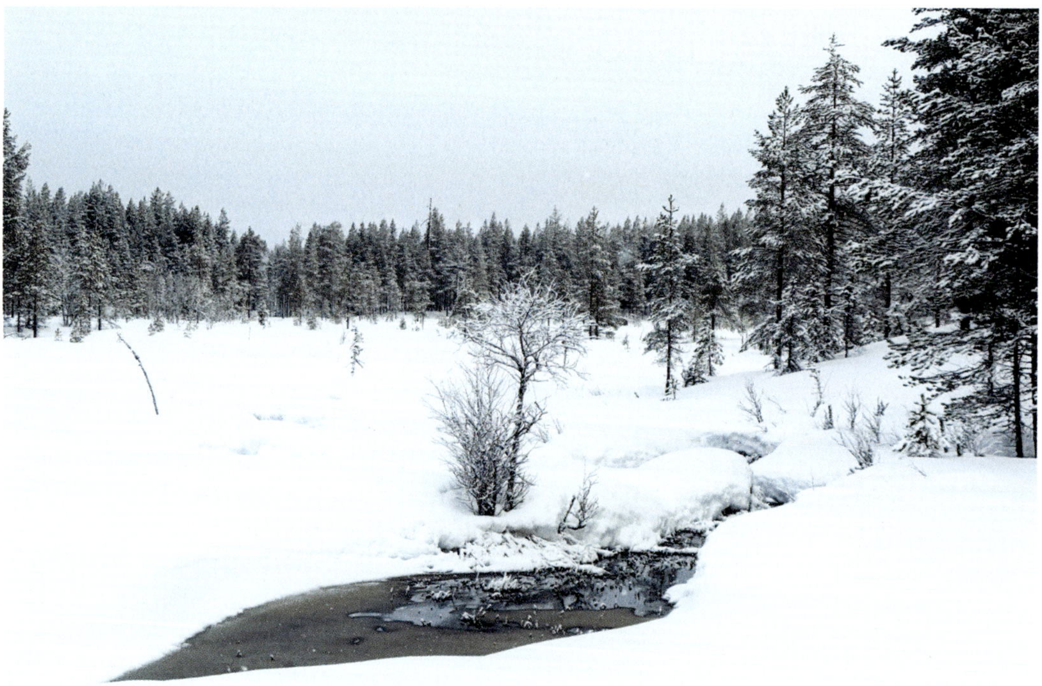

DIE NORMALE ATMUNG

Wenn wir gesund sind, machen wir etwa zehn bis fünfzehn Atemzüge pro Minute. Jeder Atemzug umfasst etwa 500 Milliliter Luft. So kommen wir auf ein gesundes Atemvolumen von fünf bis sechs Liter Luft pro Minute.

Jemand, der hyperventiliert, zum Beispiel ein Asthmatiker, atmet etwa fünfzehn- bis zwanzigmal pro Minute und mit mehr Volumen, etwa 700 bis 1000 Milliliter. Das macht ein Volumen der Atemluft von zehn bis fünfzehn Liter Luft pro Minute, also doppelt so viel wie bei einem Gesunden. Trotzdem hat der Asthmatiker oft den Eindruck, zu wenig Luft zu bekommen.

Die Buteyko-Methode, benannt nach dem russischen Arzt Doktor Konstantin Pawlowitsch Buteyko, der 2003 in Moskau verstorben ist, stützt sich auf die Hyperventilationstheorie, um vor allem an Asthma und COPD erkrankte Patientinnen und Patienten zu behandeln. Dabei wird zunächst einmal festgestellt, ob jemand eine normale Sauerstoffreserve bei normaler Lungenfunktion hat oder nicht. Dafür gibt es einen Test:

TEST DER KONTROLLPAUSE (KP):

1. Atmen Sie einmal sanft ein und einmal sanft aus.
2. Halten Sie Ihre Nase mit den Fingern zu.
3. Zählen Sie anhand einer Uhr die Sekunden, bis Sie die ersten Anzeichen von Luftmangel spüren.
4. Lassen Sie Ihre Nase los und atmen Sie wieder ein.

Ganz wichtig: Es geht bei diesem Test nicht darum, wie lange Sie die Luft anhalten können, sondern darum, wie lange Sie die Luft entspannt anhalten können. Der Atemzug nach diesem Test sollte ebenso sanft und leise sein wie der Atemzug vor dem Test. Achten Sie also darauf, dass Sie keinen Lufthunger haben, jenes Gefühl, sehr intensiv und in kurzer Zeit einatmen zu müssen, sondern lediglich die ersten Anzeichen von Luftmangel verspüren.

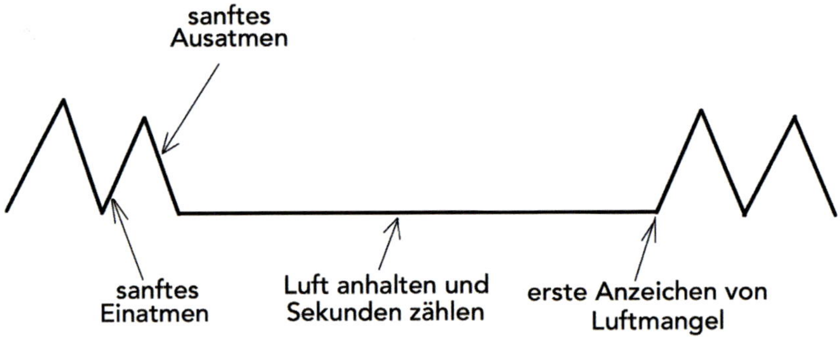

TEST-AUSWERTUNG

- Wenn die KP unter 10 Sekunden ist, haben Sie wahrscheinlich ernste Asthmasymptome wie Atemlosigkeit, Keuchen oder Husten, die tags und nachts immer wieder auftreten.
- Wenn die KP unter 20 Sekunden ist, haben Sie wahrscheinlich Atemprobleme bei leichter Anstrengung und bei Erkältungen oder sind ständig von Müdigkeit betroffen.
- Wenn die KP zwischen 20 und 40 Sekunden liegt, sind Sie von Ihrer Atmung her beschwerdefrei, aber latent anfällig, wenn eine Belastung oder ein Infekt auftritt. Auch kann Müdigkeit ein häufiger Begleiter sein.
- Wenn die KP mehr als 40 Sekunden ist, dann haben Sie keine Atembeschwerden, fühlen sich kräftig, vital und positiv gestimmt.
- Lassen Sie Ihre Nase los und atmen Sie wieder ein.

Die Kontrollpause (KP) ist ein einfacher Test, um die Verbesserung Ihrer Atmung, die Verminderung Ihrer Hyperventilation und den Erfolg Ihres Atemtrainings zu dokumentieren. Ja, tatsächlich können Sie Ihre Atmung deutlich verbessern. Bisher hatte Ihre Lunge vielleicht den Autopiloten eingestellt. Den schalten wir nun ab und übernehmen selbst das Ruder der Atmung. Weiter oben (siehe Seite 21) habe ich die übliche Definition des autonomen Nervensystems genannt, die im Kern besagt, dass das autonome Nervensystem willentlich nicht beeinflussbar ist. Mitnichten! Wir können sehr wohl tief in unser autonomes Nervensystem eingreifen. Wir können willentlich aus der Hyperventilation, der chronischen Stressreaktion, aussteigen, die da vielleicht in unserem Körper gerade abläuft. Das geht! Vierzig

Jahre Erfahrung mit der bewussten Atmung sprechen dafür! Die Buteyko-Methode hat es gut dokumentiert. Auch Wim Hof hat seine Methode bereits durch mehrere anerkannte wissenschaftliche Studien bestätigt. Wie Sie aus der Hyperventilation und dem Stress herauskommen lesen Sie im nächsten Teil.

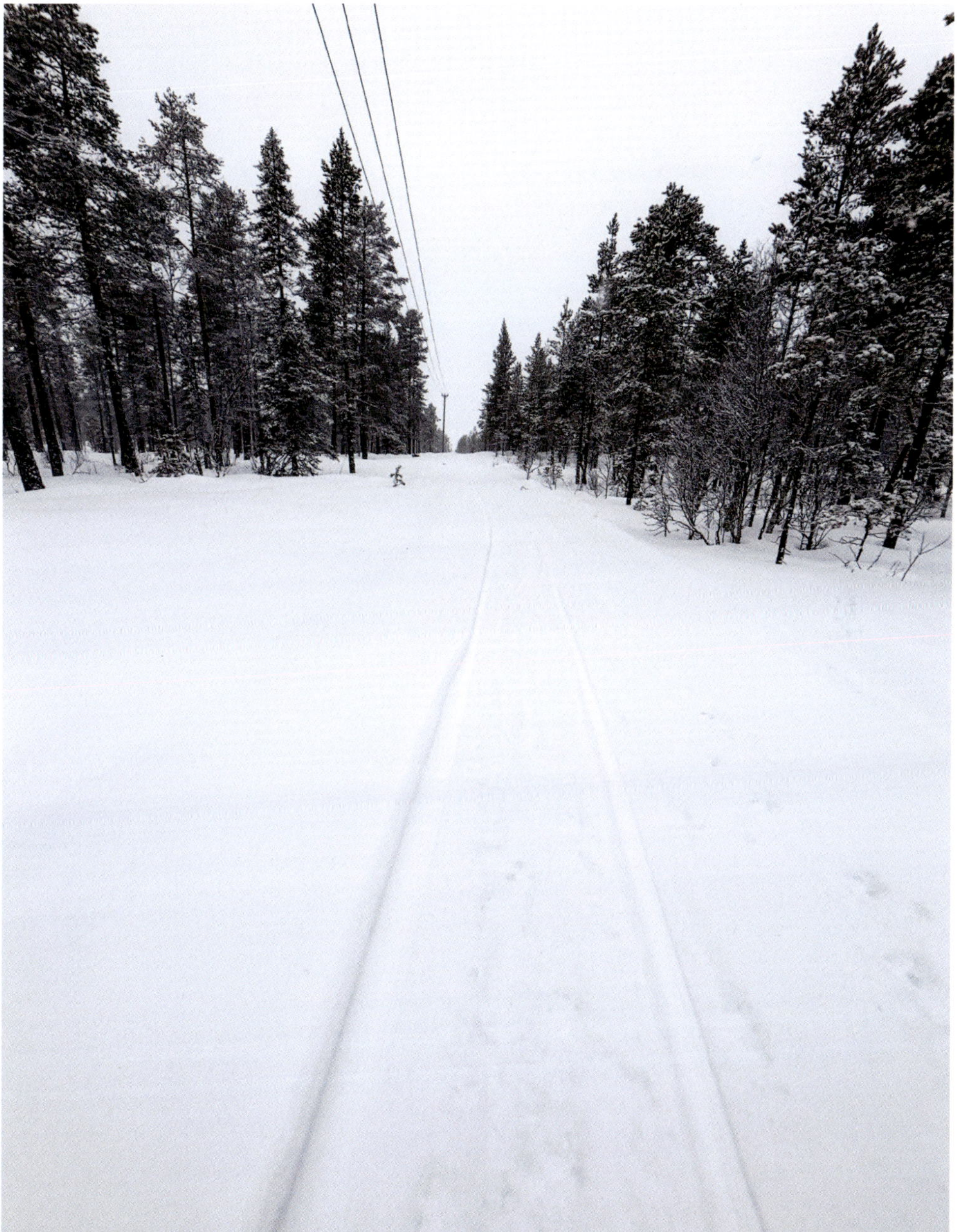

DER BEWUSSTE ATEM

Sie wissen bereits, dass wir zu 80 Prozent unser Zwerchfell, also die Bauchatmung, für unsere Atemzüge nutzen sollten und nur zur 20 Prozent den Brustkorb. Die Brustkorbatmung müssen wir nicht extra trainieren. Die können wir alle. Denken Sie daran, welche Haltung wir in unserer Gesellschaft gerne einnehmen: Bauch einziehen und Brust raus! Man wirkt dadurch etwas kräftiger, der Bauch flacher, aber Bauchatmen geht nun gar nicht mehr! Stellen Sie sich einmal vor einen Spiegel und betrachten Sie Ihre Haltung: Wo sind Ihre Schultern? Weit oben? Heben Sie einmal Ihre Schultern und lassen Sie sie dann fallen.

Übung 1: Schultern fallen lassen

Stellen Sie sich wieder vor, vor dem Löwen zu stehen. Wie stellen Sie sich automatisch hin? Sie machen sich groß, heben die Schultern, um größer zu erscheinen, spannen alle Muskeln an, um kräftiger zu wirken. Vielleicht spannen Sie auch all die Gesichtsmuskeln an, um zusammen mit einem Knurren grimmig dreinzuschauen. Das ist unsere beliebte Stresshaltung! Bei manchen sieht man statt dem grimmigen Gesicht eher das erstarrte, seelenlose Lächeln: Nur niemanden in einen reinsehen lassen!

Betrachten Sie Ihr Gesicht im Spiegel: Ist alles natürlich, alles entspannt? Lachen Sie sich an, lächeln Sie UND lassen Sie die Schultern fallen.

Übung 2: Über den Bauch atmen

Legen Sie sich am besten auf den Rücken. Eine Handfläche liegt auf dem Bauch, eine auf dem Brustkorb. Machen Sie die Augen zu, entspannen Sie sich und konzentrieren Sie sich auf Ihre Atmung. Was passiert mit Ihren Händen, wenn Sie einatmen, was, wenn Sie ausatmen?

Versuchen Sie nun, bewusst über den Bauch zu atmen. Nur die Hand auf Ihrem Bauch soll sich heben und senken, heben und senken. Atmen Sie aktiv tief und lange ein und dann lassen Sie den Atem los. Die Ausatmung soll ganz von allein funktionieren.

Übung 3: Über die Nase atmen

Wenn Sie schon da liegen, nehmen Sie die Nasenatmung gleich mit dazu. Bleiben Sie also auf dem Rücken liegen, eine Hand liegt weiter auf dem Bauch, die andere auf dem Brustkorb.

Durch die Nasenatmung wird Ihr Atemfluss langsamer. Üben Sie einige Atemzüge die Bauch-Nasenatmung. Nur die Hand auf dem Bauch soll sich heben. Wenn Sie das für mindestens ein bis zwei Minuten getan haben, lassen Sie Ihre Atemkontrolle los, aber die Hände noch auf Bauch und Brust. Hebt sich der Bauch nun schon von allein? Nein? Dann trainieren wir das Zwerchfell!

Übung 4: Zwerchfelltraining

Bleiben Sie in der Rückenlage und legen Sie sich etwas Schweres auf den Bauch. Das können ein paar schwere Bücher sein, ein Ziegel, ein Stein, ein Medizinball oder eine volle Thermosflasche. Halten Sie mit den Händen den schweren Gegenstand fest. Und nun trainieren Sie Ihren Zwerchfellmuskel: Drücken Sie den Bauch rauf und ziehen Sie ihn runter, rauf und runter. Sie können mit der Zeit immer mehr Gewicht auf Ihren Bauch legen – das ist Hanteltraining für Ihr Zwerchfell!

Alternativ können Sie auch einen elastischen Gurt um Ihren Bauch binden und im Stehen oder Sitzen den Bauch bei der Einatmung fest nach außen pressen. Dafür eignet sich zum Beispiel ein Nierengurt vom Motorradfahren oder aber Sie wickeln sich ein elastisches Theraband um Ihre Mitte und verknoten es dann. Sie können sich auch auf den Bauch legen und Ihren Körper in der Einatmung über die Bauchatmung anheben. Seien Sie kreativ!

Nutzen Sie die bewusste Atemführung, unterbrechen Sie die autonome Atemführung!

Ein kleiner Zwischenstopp …

Wir nähern uns der Meisterklasse der Atemführung. Führen Sie, bevor Sie mit der nächsten Übung weitermachen, also erst einmal eine Zeit lang, vielleicht ein bis zwei Wochen, die Übungen 1 bis 4 durch. Mein Ziel ist es, dass Ihnen diese Formen der Atmung so in Fleisch und Blut übergehen, dass Ihre bewusste Atmung von der autonomen Atmung übernommen wird. Erst dann haben Sie den Teufelskreis der Hyperventilation durchbrochen!

Dafür braucht es häufiges Wiederholen und tägliches Training! Nehmen Sie sich täglich etwa 20 Minuten Zeit, um gezielt an Ihrer Atmung zu arbeiten. Sie können Ihr Atemtraining in Ihre täglichen Körperübungen, Ihr tägliches Yoga, Ihre tägliche Meditation integrieren. Ah, Sie machen alle drei Sachen nicht? Na dann, gleich noch etwas, womit Sie neu starten können … Wenn man den Pfad des Lebens einmal ändert, kann man gleich auch ein paar Änderungen mehr mitnehmen, oder? Der Aufwand bleibt gleich …

Übung 5: Atemfrequenz kontrollieren und korrigieren

Nehmen Sie eine Stoppuhr zur Hand, setzen oder legen Sie sich bequem hin, entspannen Sie sich und zählen Sie dann die Atemzüge innerhalb einer Minute. Ein Atemzug ist eine Einatmung plus die darauffolgende Ausatmung. Diese sollte bei zehn bis fünfzehn Sekunden liegen. Und dann testen Sie, wie langsam Sie entspannt atmen können. Atmen Sie über die Nase langsam, tief und lange ein, machen Sie dann eventuell einen kurzen Atemstopp am Ende der Einatmung und lassen Sie dann die Ausatmung geschehen. Eventuell können Sie am Ende der Ausatmung auch einen kleinen Atemstopp einlegen.

WICHTIG: Sie sollten niemals Lufthunger bekommen! Und wenn Ihnen einmal schwummrig wird oder es anfängt, an Händen oder Füßen zu kribbeln, beenden Sie die Atemkontrolle und entspannen Sie sich einfach. Der Körper wird dann gleich das Ruder wieder übernehmen. Überhaupt sollten Sie niemals etwas machen, wogegen sich Ihr Körper sträubt! Lernen Sie, auf ihn zu hören! Vielleicht sind Sie ungeduldig und geben ihm ein Tempo vor, das er nicht möchte? Sie haben jetzt vielleicht schon so viele Jahre falsch geatmet, da kommt es auf ein paar Monate mehr oder weniger nicht an! Also haben Sie Geduld und geben Sie sich und Ihrem Körper viel Zeit!

Wenn Sie die Übung mit der langen und ruhigen Ein- und Ausatmung sowie den entspannten Stopps dazwischen regelmäßig machen, werden Sie erstaunt sein, wie selten Sie pro Minute atmen müssen. Acht Mal, fünf Mal oder darunter. Das Faszinierende dabei: Mit der Atmung fahren Sie nun alles in Ihrem Körper herunter: Das Denken verlangsamt sich, die Gefühle kommen zur Ruhe, Sorgen werden viel kleiner, Ängste fallen aus dem Bewusstsein, der Herzschlag verlangsamt sich, alles in Ihnen wird friedlich. Es ist unglaublich, welche Macht unsere Atmung hat, oder? Und diese Macht haben Sie immer dabei!

Sie können ab sofort jede stressige Situation dadurch beenden, dass Sie bewusst und langsam atmen. Damit steuern Sie gegen die in uns allen schlummernde Stressreaktion namens Hyperventilation!

Übung 6: Die Ausatmung verlangsamen und bewusst Atempausen setzen

Bei der Einatmung nutzen wir den Weg über die Nase, um ein bisschen langsamer zu atmen. Bei der Ausatmung wollen wir nun den Atemstrom noch etwas langsamer werden lassen. Dazu nutzen wir eine Technik aus dem Yoga, die Ujjayi Atmung, „utschai“ ausgesprochen. Am leichtesten kommen Sie zur Ujjayi-Atmung über das Tönen, das Töne-Singen. So geht es:

Sie können dabei stehen, liegen oder sitzen. Atmen Sie über die Nase ein, beim Ausatmen brummen Sie einen Ton mit geschlossenem Mund, was man als tönen bezeichnet. Der Ton kann ruhig laut sein. Je lauter der Ton, desto mehr Luft verbrauchen Sie und desto kürzer wird die Ausatmung sein. Da wir die Ausatmung aber Schritt für Schritt verlängern wollen, versuchen Sie, bei jedem Tönen in der Ausatmung leiser und immer leiser zu werden. Versuchen Sie so leise zu

Fortsetzung auf der nächsten Seite

Hier geht es weiter

werden, bis man den Ton schließlich nicht mehr hört und nur noch das akzentuierte Atemgeräusch vernehmbar ist. Ujjayi ist der tonlose Ton. Sie können sich einen Ton dann noch vorstellen, wenn Sie wollen, um Ihren Geist zu fokussieren.

Wenn Sie das so weit beherrschen, legen Sie sich wieder auf den Rücken oder nehmen Sie eine bequeme Sitzhaltung an. Atmen Sie dann langsam über die Nase ein, und mittels Ujjayi lange über die Nase aus. Dadurch können Sie die Ausatmung in Ihrer Länge gegenüber der nicht kontrollierten Ausatmung verlängern, bis zu verdoppeln!

Üben Sie auch diese Atmung eine Zeitlang. Und wenn das gut geht, setzen Sie am Ende der Ausatmung noch eine Atempause, in der Sie die Länge in Gedanken mitzählen, nur so lange, dass kein Atemhunger und damit keine forcierte Atmung nach der Atempause entsteht. Mit genügend Übung können Sie Ihre Atmung auf ein bis zwei Atemzüge pro Minute reduzieren!

Übung 7: Die Intervallausatmung

Diese Übung ist vor allem dann großartig, wenn Sie sich schwertun, am Ende der Ausatmung auch noch die Luft etwas anzuhalten. Atmen Sie über die Nase lange und tief ein. Achten Sie darauf, dass Sie über den Bauch einatmen. Lassen Sie die Ausatmung kommen und unterteilen Sie nun die Ausatmung zum Beispiel in drei etwa gleich lange Teile. Dazwischen halten Sie die Luft für ein bis drei Sekunden an. Also zum Beispiel acht Sekunden ausatmen, drei Sekunden Pause, wieder etwa acht Sekunden ausatmen, wieder drei Sekunden Luft anhalten und noch einmal. Fühlt sich das unangenehm an, dann halten Sie die Ausatemintervalle und die Pausen einfach das nächste Mal kürzer.

Ein Tipp aus der Praxis: Nehmen Sie sich ein Metronom, entweder als klassisches Gerät für Musiker, um das Rhythmusgefühl zu trainieren, oder als App auf Ihrem Handy, und stellen Sie einen feinen Klickton mit einer Frequenz von 60 Schlägen pro Minute ein. So schnell schlägt in etwa unser Herz, wenn es ganz entspannt ist (und es ist wohl kein Zufall, dass unsere zeitliche Maßeinheit mit 60 Sekunden pro Minute ebenso eingeteilt ist wie unser Herzschlag).

Das Klicken des Metronoms entspannt und fokussiert Ihre Aufmerksamkeit beim Üben. Außerdem erleichtert es die Übung: Sie müssen nur einfach die Schläge mitzählen und wissen, wie viele Sekunden die Ausatmung, die Ausatemintervalle oder die Pausen dauern. Ich selbst verwende ein wunderschönes, altes Holzmetronom, das man aufzieht. Dann pendelt ein Zeiger bei 60 Schlägen pro Minute hin und her, und es ist wunderbar meditativ, wenn man auch noch den sich bewegenden Zeiger im Blickfeld hat.

Übung 8: Den Fortschritt kontrollieren

Sie haben von der KP, der Kontrollpause aus der Buteyko-Methode gehört. Diese können wir auch wunderbar nutzen, um uns unsere Fortschritte und Veränderungen vor Augen zu halten. Es ist wichtig, dass Sie nicht nur bewusst die Atmung kontrollieren, sondern auch bewusst Ihre Fortschritte und Erfolge wahrnehmen. Auf diese Weise bekommen Sie Vertrauen in die Methode und in Ihren Körper.

Also atmen Sie ein- bis zweimal normal und halten Sie dann am Ende der Ausatmung die Luft an. Wenn Sie möchten, halten Sie sich dabei die Nase zu. Zählen Sie die Metronomschläge bis zu dem Zeitpunkt, wo es nicht mehr entspannt möglich ist, die Atempause zu halten.

Jedes Mal, wenn Ihre KP um fünf Sekunden länger ist, werden Sie sich besser fühlen.

Besser fühlen heißt, dass mehr Sauerstoff im Körper zur Verfügung ist, um Sie besser zu durchbluten. Ihr Gehirn wird besser aktiviert, um die Verdauung und den Stoffwechsel anzukurbeln, was man häufig an einer sanften Gewichtsabnahme bemerkt.

Fortsetzung auf der nächsten Seite

Hier geht es weiter

Dadurch, dass sich das CO_2 im Blut normalisiert, können die roten Blutkörperchen auch viel leichter den Sauerstoff ans Gewebe abgeben. Und dem Körper wird es viel leichter fallen, den normalen Blut-pH-Wert aufrechtzuerhalten. Die Muskeln müssen keine vermehrte Milchsäure produzieren und Muskelschmerzen verschwinden. Und und und. Eine Win-win-Situation.

Das Ziel ist es, eine KP von 40 Sekunden zu erlangen.

Das ist ein schönes Ziel, aber Sie müssen dieses Ziel nicht erreichen! Es hängt ja von der Ausgangssituation Ihrer Lunge, Ihres allgemeinen Gesundheitszustandes und Ihres Trainingszustandes ab, ob das ein realistisches Ziel ist. Aber wenn Sie Ihre Ausgangs-KP verdoppeln, haben Sie auf jeden Fall IHR Ziel erreicht.

Übung 9: Loslassen

Was wir bisher geübt haben, war eine bewusste „Atemkontrolle“, vergleichbar einer Nachhilfe für unser autonomes Nervensystem. Wir zeigen dabei unserem autonom arbeitenden Nervensystem, wie es besser geht, wie man aus der intrinsischen, innewohnenden Stressreaktion aussteigen kann. Und wie bei jeder Nachhilfe ist es das Ziel, dass es der Nachhilfeschüler auch alleine schafft.

Daher: Genießen Sie am Ende JEDER Atemsitzung mit kontrollierter Atemführung das Loslassen der Kontrolle. Atmen Sie ganz frei und bestaunen Sie das Wunder Ihres Atems, wie dieser auf einmal widerstandslos und kaum merklich fließt! Vertrauen Sie ihrem Körper! Er kann es! Es wird Wochen und Monate dauern, bis Ihr Atem nicht nur direkt nach Ihrem bewussten Üben frei und entspannt fließt. Üben Sie daher täglich! Gönnen Sie sich die Auszeit, etwa zwanzig Minuten bewusst zu atmen. Der Zeitpunkt, an dem Sie am Ende dieser zwanzig Minuten die Kontrolle loslassen und den Atem frei fließen lassen, ist der Beginn der Meditation. Dieses Atemtraining bringt Ihren Körper

UND Ihren Geist zur Ruhe. Genießen Sie einfach, noch ein paar Minuten in Stille mit einem zufriedenen Lächeln dazusitzen oder zu liegen …

Was noch so alles durch eine gute Bauchatmung passiert …

Bei der Einatmung kontrahiert sich das Zwerchfell und senkt sich ab. Es drückt auf den Bauchraum und schiebt den Mageninhalt nach unten Richtung Dünndarm. Sodbrennen und Blockaden im Magen verschwinden, der Darminhalt im Dünndarm wird durchgewalkt, sodass die Verdauungsenzyme besser angreifen können. Die Nahrung kann besser zerlegt werden, Durchfall verschwindet. Zugleich wird der Inhalt von Dünn- und Dickdarm Richtung Ausgang nach unten geschoben, sodass Ihre Darmträgheit und Ihre Verstopfung verschwinden. Der Bauch heilt.

Zugleich entsteht bei der Einatmung ein Unterdruck in den Alveolen, den Lungenbläschen. Die Luft wird eingesogen und der Sympathikus des autonomen Nervensystems sorgt dafür, dass die Bronchien weit offen sind, um viel Sauerstoff aufnehmen zu können. Der Geist ist wach, die Pulsfrequenz erhöht sich, das venöse Blut aus dem Bauchraum wird in den Brustraum angesogen und mit ihm die Lymphe.

Bei der Ausatmung entspannt sich das Zwerchfell und geht nach oben, sodass sich der Druck im Bauchraum verringert. Der Druck in den Alveolen wird positiv, das heißt, Luft verlässt über Nase und Mund die Lunge. Nun ist der Parasympathikus, der Ruhepol des autonomen Nervensystems, aktiver. Er verengt die Bronchien ein bisschen, damit sie durch den Ausstrom der Luft nicht zusammenfallen und damit der Luftstrom kontrolliert die Luftwege verlässt. Der Geist entspannt sich, der Herzschlag wird langsamer. Das venöse Blut und mit ihm die Lymphe aus den Beinen fließt nun in den Bauchraum.

All das passiert bei jedem Atemzyklus. All das braucht Zeit, um richtig wirken zu können. Diese Zeit verschaffen wir der Lunge, indem wir bewusst atmen, bewusst über die Nase, bewusst über den Bauch, bewusst lange und langsam.

Ein langsamer, bewusster Atemzug nimmt etwa zehnmal so viel Luft auf wie ein flacher Atemzug, wie er bei uns normal geworden ist. Wenn wir bewusst langsam atmen, beschleunigen wir den Lymphfluss und damit die gesamte Flüssigkeitsregulation und das in ihr befindliche Immunsystem auf das Zehnfache! Unsere Lunge hat etwa 600 Millionen Alveolen, von denen wir nur etwa jede Zwanzigste nutzen! So groß ist die Reserve, die wir durch den bewussten, langsamen Atem aktivieren können!

Wenn wir unsere Atmung so effektiv werden lassen, scheidet der Körper etwa 70 Prozent aller Abfallprodukte über die Atemluft aus, weitere 20 Prozent über die Haut und nur etwa zehn Prozent über den Verdauungstrakt!

Entgiften heißt also ATMEN!

Die Inspiration des Apnoetauchens

Sie wissen bereits, wie ich mit neunzehn Jahren gesundheitlich beieinander war: Mein Asthma hatte mich noch fest im Griff, auch wenn ich bereits mit dem Lauftraining begonnen hatte. Aber ich machte kein gezieltes Atemtraining, außer vor dem Gang in den Pferdestall, und ich ernährte mich miserabel, was ich damals noch nicht wusste. Ich hatte eine Freundin in Frankreich und verbrachte jedes freie Wochenende bei ihr. Eines Abends entschieden wir, einen gerade neu erschienenen französischen Film im Kino anzusehen: „Le Grand Bleu", unter der genialen Regie von Luc Besson, mit der für mein Leben verändernden Musik von Éric Serra, mit den genialen Darstellern Jean-Marc Barr, Rosanna Arquette und Jean Reno. Die deutsche Version lief unter dem Titel „Im Rausch der Tiefe".

Er ist jener eine Film in meinem Leben, den ich sicher weit über hundert Mal gesehen habe, die Filmmusik über tausend Mal gehört habe und der mein Ziel für meine Berufswahl bestimmt hat: Ich studierte Elektronische Musik, um Filmmusiker zu werden. Naja, Letzteres bin ich dann wohl nicht geworden ... ABER vor allem war ich als Asthmatiker von dem Thema des Films fasziniert, dem Apnoetauchen.

Die im Film dargestellten Taucher setzten sich vor dem Tauchgang neben der Tauchstelle hin und bereiteten sich unterschiedlich auf die vor ihnen liegende Aufgabe vor. Der eine, Enzo, „überatmet" für mehrere Minuten, der andere, Jacques, bedient sich eher der verlangsamten, tiefen Yogaatmung. Enzo nahm schnelle, kräftige Atemzüge und führte so ein bewusstes Hyperventilieren herbei, um dann direkt vor dem Tauchgang noch einen letzten tiefen Atemzug zu nehmen. Dann blieb er für bis zu zehn Minuten unter Wasser und tauchte dabei in Tiefen von bis zu 120 Metern ab.

„Das ist es!", dachte ich und trainierte fortan Enzos Hyperventilieren, Überatmen, vor allem mit meinem zehn Jahre jüngeren Bruder Peter. Am liebsten gingen wir zu Hause in die Sauna, danach überatmeten wir und tauchten dann in unserem Schwimmbecken, das eine Länge von zwölf Metern hatte, hin und her, am liebsten im Winter unter der gefrorenen Oberfläche. Und tatsächlich: Ich als Asthmatiker konnte mit meinem gesunden Bruder locker mithalten! Das Faszinierendste an unseren Tauchgängen und dem Überatmen davor war die extreme Entspannung und unendlich ruhige Atmung danach! Mich faszinierte es, den Atem lange anhalten zu können. Durch das Überatmen konnte ich die Dauer des Atemanhaltens über die Monate verdoppeln!

Irgendein Wasserbecken, und sei es nur ein aufblasbarer Whirlpool, begleitet mich seither durch mein ganzes Leben. An all den verschiedenen Orten, wo ich schon gelebt habe, fand sich immer ein Platz für so ein Ding. Bis heute fasziniert mich die Stille unter Wasser und dass ich eine Zeit lang ohne Atmen auskomme.

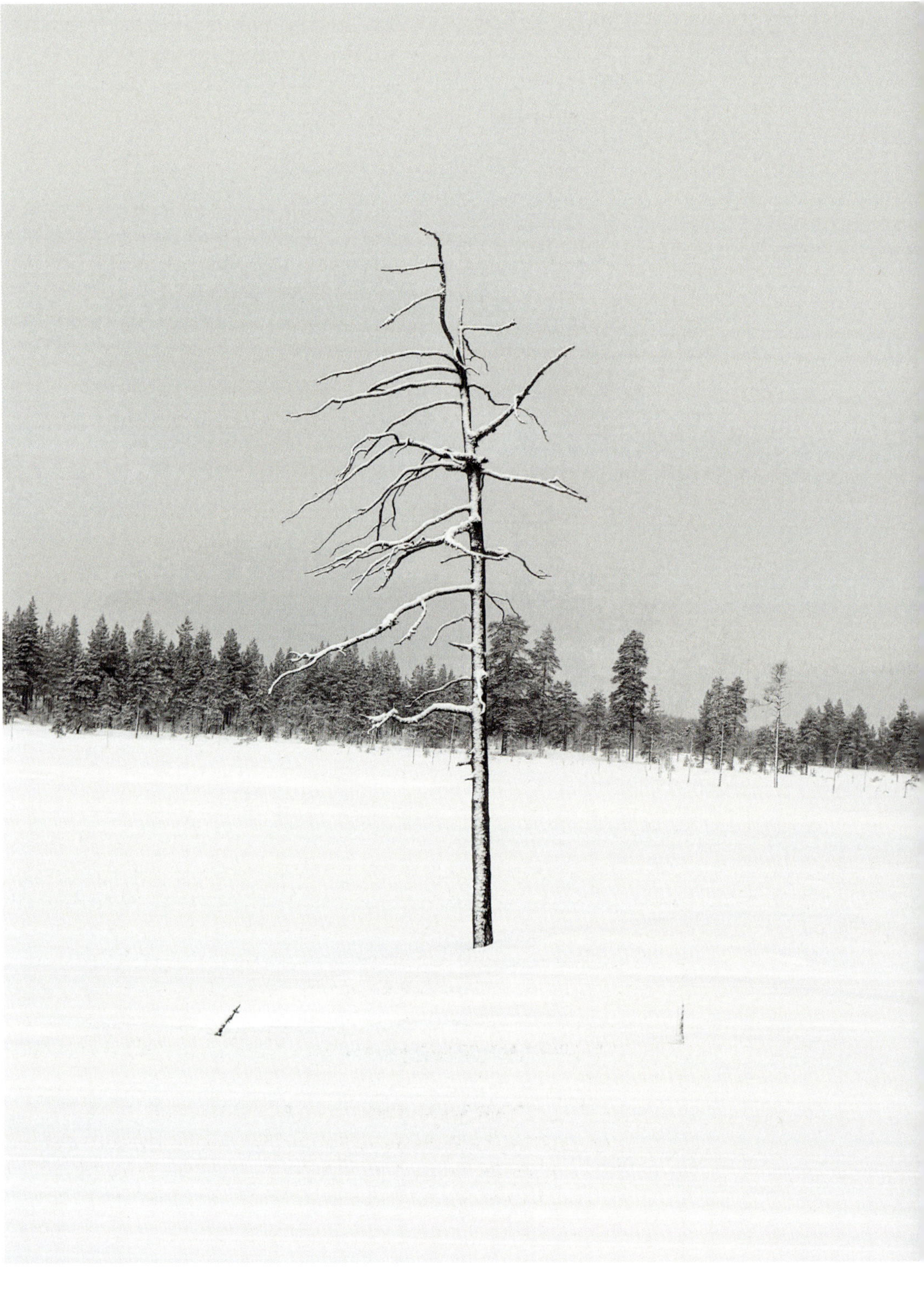

Aktives Atmen

In diesem Zusammenhang habe ich mich auch mit Wim Hof, dem Eistauchen und seinen Atemübungen beschäftigt. Und tatsächlich erinnert mich seine Basis-Atemübung, die die Basis aller weiteren Übungen ist, an genau die in dem Film „Le Grand Bleu" dargestellte Überatmung vor dem Tauchgang. Sie ist, mit ein paar Abwandlungen, heute meine bevorzugte Atemübung. Auch sie bringt uns raus aus dem Teufelskreis von chronischem Stress und Hyperventilation, aber nicht durch Atemreduktion, wie ich es auf Seite 41 vorgestellt habe, sondern durch bewusstes und intensives Atmen als Vorbereitung für einen Tauchgang, ein langes Atemanhalten, eine sportliche Höchstleistung, die Exposition von Kälte, zum Beispiel durch ein Eisbad. Sie kann aber genauso als Vorbereitung auf ein stressiges Ereignis, eine Prüfung oder eine bevorstehende große seelische oder körperliche Belastung dienen.

Wenn ich diese Übung täglich für etwa zwanzig Minuten mache, oft auch zwischendurch immer wieder 30 bis 40 Atemzyklen, spüre ich, wie ich insgesamt wacher werde, kräftiger, leistungsfähiger und einfach besser drauf bin. Mein Körper ist für jede Form des Atemtrainings dankbar.

Übung

1. Nehmen Sie eine entspannte Sitz- oder Liegeposition ein. Kommen Sie in sich an, nehmen Sie Ihren Atem bewusst wahr. Atmen Sie dann 30- bis 40-mal tief durch die Nase ein und aus. Dabei soll die Bauchatmung dominieren. Füllen Sie aber auch die Brust vollständig mit Luft. Nutzen Sie also beide Formen der Atmung, um so vollständig wie möglich einzuatmen. Dabei hilft die Vorstellung, dass der Atemstrom bis zu Ihren Zehen fließt, also in den gesamten Körper. Lassen Sie dann die Ausatmung kommen. Sie können die Ausatmung frei fließen lassen oder mittels Ujjayi

Fortsetzung auf der nächsten Seite

Hier geht es weiter

bremsen und forciert ausatmen, aber nicht verlangsamen. Nehmen Sie nur eine kurze Pause am Ende der Ausatmung. Atmen Sie gleich wieder ein, wieder vollständig, und so weiter. Das Ziel dieser Übung ist es, den Atem zwar zu verlangsamen, aber vor allem den Körper richtiggehend mit Sauerstoff aufzufüllen. Wir brauchen diesen danach für eine große Leistung! Meine persönliche Atemfrequenz auf diese Weise liegt bei sechs bis acht Atemzügen pro Minute. Wenn Sie bemerken, dass Sie schwummrig im Kopf werden, atmen Sie ein wenig langsamer. 30 bis 40 tiefe, nur noch etwas beschleunigte Atemzüge.

2. Nach der letzten Ausatmung halten Sie die Luft an, so lange, bis der Drang, einatmen zu wollen, groß ist.
3. Atmen Sie dann so tief und vollständig wie möglich ein und halten nach dieser Einatmung die Luft an.
4. Sobald auch hier der Drang für einen neuen Atemzyklus groß wird, atmen Sie aus und gleich wieder ein. Starten Sie eine neue Runde der 30 bis 40 tiefen Atemzüge. Wiederholen Sie diesen Atemzyklus drei- bis viermal.
5. Danach lassen Sie die Atemkontrolle los und nehmen sich genügend Zeit, um den nun folgenden Zustand des freien Atems zu genießen. Sie werden sehen, nach dieser Atemübung fallen Sie richtiggehend in eine tiefe Meditation!

Kleiner Tipp: Wenn Sie das aktive Atmen trainieren, testen Sie danach einmal Ihre KP! Sie werden sehen, wie gut und schnell Sie diese verlängern werden können!

Lehren aus dem Freitauchen: der perfekte Atemzug

Das Apnoetauchen oder auch Freitauchen nutzt im Gegensatz zum Gerätetauchen nur einen Atemzug, um in die Tiefen des Meeres abzutauchen. Dabei bezeichnet man die Zeit, in der nicht geatmet wird, als Apnoe. Anna von Boetticher, die trotz eines verkleinerten Lungenvolumens und einer Autoimmunkrankheit vielfache deutsche Meisterin im Apnoetauchen wurde, beschreibt es in ihrem Buch „In die Tiefe: Wie ich meine Grenzen suchte und Chancen fand“ folgendermaßen: „Apnoetauchen ist das Reduzieren des Daseins auf seine grundlegenden Bestandteile. Es ist die ultimative Pause, das Verharren zwischen Ein- und Ausatmen, ein Stillsein, wie es der Mensch sonst nicht kennt. Es ist das Anhalten der Welt, von dem wir alle manchmal träumen. Es ist Dazwischensein. Zwischen Steigen und Sinken, Bewusstsein und Ohnmacht. Oben und unten …“

Umberto Pellizari, ein ehemaliger italienischer Apnoetaucher und Weltmeister in verschiedenen Apnoetauchdisziplinen, beschreibt in seinem Buch „Manual of Freediving“, „Anleitung zum Freitauchen“, wie neue Erkenntnisse der Atemmechanik auch die Technik des Freitauchens beeinflusst haben. So dachte Enzo Maiorca, der das Apnoetauchen in den 60er- bis 80er-Jahren des zwanzigsten Jahrhunderts dominierte, man müsse, um dem Körper möglichst viel Sauerstoff auf seinem Weg in die Tiefe mitzugeben, vor dem Tauchgang hyperventilieren – genau so, wie es auch in dem Film „Le Grand Bleu“ dargestellt wurde. Auch heute noch praktizieren viele Unterwasserfischer dieses Überatmen vor ihrem Tauchgang. Doch das schnelle Absinken des CO_2 (Hypokapnie) durch dieses Manöver vor dem Tauchgang führt zu einer verzögerten Reaktion des Atemzentrums im verlängerten Mark, sodass niedrigere Sauerstoffmengen im Blut toleriert werden, wenn dann unter Wasser das Kohlendioxid wieder steigt. Das erhöht das Risiko von Zwischenfällen, vor allem einer Ohnmacht.

Umberto Pellizari beschreibt, was wirklich wichtig ist, um diesen einen perfekten Atemzug für das tiefe Freitauchen zu erlangen. Es sind Tipps, die wir uns auch für unseren perfekten Atemzug abschauen können und die ich auch gleich durch meine medizinische Erfahrung ergänzt habe.

Fortsetzung auf der nächsten Seite

11 Tipps für den perfekten Atemzug

1. Wenn Sie bewusst atmen, seien Sie zu 100 Prozent mit Ihrer Aufmerksamkeit bei Ihrer Atmung! Stellen Sie sich vor Ihrem geistigen Auge genau vor, bis wohin die Atemluft in Ihren Körper vordringt: durch die Luftröhre, in die Bronchien und bis in die letzte Ecke Ihres Körpers. Machen Sie dabei die Augen zu. Und führen Sie ihn, den Atem!

2. Der französische Freitaucher Jacques Mayol, ebenfalls in dem Film „Le Grand Bleu" dargestellt, hat Yoga als Teil des Trainings für Freitaucher eingeführt. Um optimal mit einem Atemzug in die Tiefe gehen zu können, braucht es die perfekte Selbstwahrnehmung, die perfekte Innenschau, die Rückkehr zu den eigenen Wurzeln.

3. Lassen Sie jegliche Spannung aus Ihrem Körper weichen. Kein einziger Muskel darf mehr angespannt sein. Ein gespannter Muskel braucht viel Sauerstoff, zwingt Sie zum Atmen. Lassen Sie die Spannung los. Gehen Sie in Gedanken durch Ihren ganzen Körper. Stellen Sie sich jeden einzelnen Teil von Ihnen vor: Kopf, Mund, Augenpartie, Nase, Wangen, Kinn. Stellen Sie sich das vor und lassen Sie alle Spannung aus Ihrem Kopf weichen. Gehen Sie dann über den Hals zuerst in den linken, dann in den rechten Arm, dann in den Brustkorb, den Bauch, das Becken, zuerst in das linke Bein, dann in das rechte Bein. Lassen Sie jede Spannung weichen. Und lassen Sie jedes negative Gefühl und jeden negativen Gedanken aus Ihrem Geist weichen. Atmen Sie sie aus, die negativen Gedanken und Gefühle. Wenn sich etwas in Ihrem Kopf in den Vordergrund drängt, atmen Sie es aus! Kein einziges Molekül Sauerstoff sollen Sie dafür aufbringen müssen! Ersetzen Sie das Negative durch das Positive: Statt Angst wählen Sie Vertrauen, statt Wut wählen Sie ein Lächeln, statt Sorge wählen Sie Vertrauen und Frieden. Finden Sie Ihr Positives für Ihr Negatives! Stärken Sie das Positive mit Ihrer Einatmung und lassen Sie das Negative mit der Ausatmung ziehen! UND LÄCHELN SIE, im Geist, in Ihrem Gesicht! Spüren Sie die befreiende Kraft des Lächelns! Das ist auch eine wunderbare Übung, die wir in unser tägliches Atemtraining vor dem bewussten Atmen einbauen können!

4. Wenn Sie bewusst einatmen, dann tun Sie es über die Nase. Weiten Sie zusätzlich die Nasenflügel bei der Einatmung, damit bewusst noch mehr Luft in Sie eindringen kann. Und atmen Sie so ein, als würden Sie an einer Rose riechen! Das Geruchszentrum sitzt tief im Hirnstamm, ganz in der Nähe vom Atemzentrum. Den Bereich wollen wir aktivieren, wollen tief in unser Urhirn vordringen. Stellen Sie sich diesen Bereich vor, wenn Sie einatmen und riechen!

5. Falls Ihre Nase verstopft ist, nutzen Sie Techniken aus dem Yoga, um sie zu reinigen. Mit einem kleinen Kännchen mit Salzwasser können Sie die Nase reinigen, indem Sie das Wasser in ein Nasenloch einfüllen. Halten Sie dabei den Kopf schief, sodass das Wasser hinunter in das andere Nasenloch rinnen kann. Spülen Sie Ihre Nase und pflegen Sie sie: Füllen Sie dafür einmal täglich etwas Sesamöl (unverdünnt) in das Kännchen und spülen damit Ihre Nase. Das pflegt die Schleimhäute und die vermehrten Popel verschwinden.

6. Lernen und üben Sie, LANGSAM über die Nase zu atmen, damit wenig Turbulenzen in der Atemluft entstehen! Je mehr Turbulenzen entstehen, desto mehr Irritationen entstehen an den Schleimhäuten und desto mehr Verstopfung und Sekret wird produziert. Nutzen Sie die Vorstellung, an einer Rose zu riechen!

7. Üben Sie die bewusste Bauchatmung (siehe Seite 38).

8. Werden Sie sich Ihrer Brustatmung bewusst, am besten auf dem Rücken liegend, mit einer Hand auf dem Bauch und einer Hand auf dem Brustkorb.

Fortsetzung auf der nächsten Seite

Hier geht es weiter

9. Und nun nehmen Sie langsame Atemzüge, die so tief sind wie nur irgendwie möglich: Zuerst atmen Sie in den Bauch, dann in den Brustkorb und zuletzt nutzen Sie noch die Atemreserve der obersten Rippen! Heben Sie dazu noch ganz bewusst die Schultern und den Schultergürtel! Genießen Sie die vollständige Einatmung! Nutzen Sie den Körper dafür. Stützen Sie sich mit den Händen auf einem Tisch auf, um noch besser die Atemreserve zu nutzen. Oder heben Sie bei der Einatmung die Arme und senken Sie sie wieder bei der Ausatmung. Nutzen Sie Körperbewegungen, um sich beim Atmen zu unterstützen. Das sind die Asanas des Yoga. Nutzen Sie sie!

10. Atmen Sie lange und tief aus, so wie wir es bei der aktiven Atmung (siehe Seite 49) getan haben. Achten Sie besonders darauf, dass Sie sich bei der Ausatmung nicht verspannen. Ausatmen ja, aber nichts erzwingen! Lassen Sie es fließen und bleiben Sie mit Ihren Gedanken immer dabei.

11. Nehmen Sie einen letzten tiefen Atemzug, bevor Sie abtauchen, aber nicht zu viel, weil Sie sich sonst überbläht fühlen. Das ist ein unangenehmes Gefühl, das beim Tauchen ständig die Aufmerksamkeit Ihres Geistes fordert. Abtauchen heißt loslassen, dem eigenen Körper vertrauen. Und lächeln!

Jeder Atemzug zählt! Im Yoga sagt man, dass die Atemzüge, die Ihnen im Leben zur Verfügung stehen, genau abgezählt sind. Lernen Sie darum, achtsam mit Ihnen umzugehen. Kommen Sie mit weniger aus, dann werden Sie länger leben!

Jetzt wollen wir uns die Lunge in der Traditionellen Chinesischen Medizin genauer ansehen. Unser Ziel ist es, die Lunge besser zu verstehen und ihr das Leben so zu erleichtern, dass viele Krankheiten verschwinden oder gar nicht erst entstehen. Krankheiten, die den gesamten Körper betreffen, weil die Lunge so eine zentrale Position in unserem Körper innehat.

Ist die Lunge gesund, ist Ihr Atem gesund, dann ist Ihr Körper gesund!

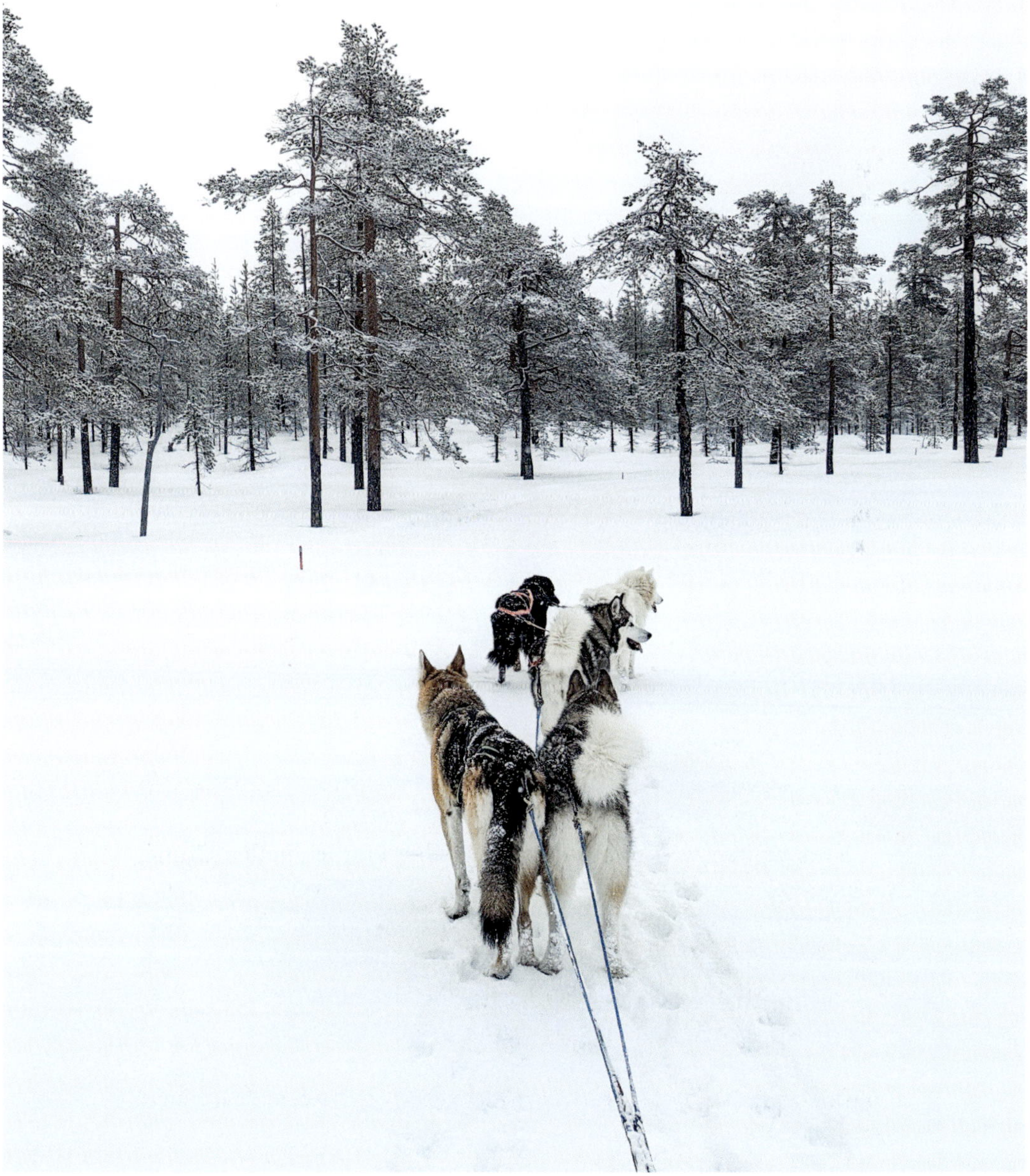

LUNGE & TCM

DIE MITTE

Die Lunge ist das Kind der Mitte.

Dies ist eine so wichtige Aussage, dass ich sie gleich an den Beginn dieses Kapitels stelle. Wenn Sie das verstanden haben, werden Sie sich besser um Ihre Mitte kümmern, um eine gesunde Lunge zu haben! Spätestens seit Li Dong Yuan, einem chinesischen Arzt des elften Jahrhunderts nach Christus, wissen wir, dass sich in der Chinesischen Medizin alles um die Mitte dreht.

Chinesische Medizin bedeutet, seine Mitte zu finden.

Dabei meint man in der TCM mit Mitte vor allem den gesamten Verdauungstrakt, westlich gesprochen Magen, Bauchspeicheldrüse, Leber, Dünn- und Dickdarm. Und tatsächlich befinden sich die Hauptorgane der Mitte in unserer Körpermitte. Seine Mitte zu finden bedeutet, alles verdauen zu können: das Essen und Trinken, das man sich in den Mund steckt, alle Gefühle, alle Gedanken, die eigene Geschichte, das eigene Leben.

In seiner Mitte zu sein bedeutet, das eigene Leben und alles, was dazugehört, verdauen zu können.

Dann bleibt kein Dreck im Körper liegen. Dreck, den wir westlich salopp „Schlacke“ nennen, die in der westlichen Medizin zu Gefäßverkalkungen, erhöhtem Cholesterin, erhöhtem Blutzucker, Tumoren, Krebs und Depressionen führt. In der Chinesischen Medizin spricht man nicht von „Schlacke“, sondern von zu viel Feuchtigkeit und Schleim. Wie man erreicht, dass es davon nicht zu viel gibt? Indem man im Einklang mit der Natur lebt, der Natur um uns und der Natur in uns!

Chinesische Medizin bedeutet, im Einklang mit der Natur zu leben. Der Natur um uns und der Natur in uns.

Der Einfluss äußerer Faktoren auf die Mitte

Voraussetzung dafür ist, dass wir die Natur kennenlernen: Wie beeinflussen mich äußere Faktoren wie Wind, Kälte, Wärme, Feuchtigkeit, Trockenheit und Sommerhitze? Das sind die sechs pathogenen Faktoren, die von außen versuchen, das Gleichgewicht zu stören. Das Ziel ist der Ausgleich und der Schutz: Wenn der Wind bläst, schützen Sie sich vor Wind. Wenn Kälte herrscht, wärmen Sie sich und fügen Sie sich Wärme zu. Wenn Hitze dominiert, gehen Sie ihr aus dem Weg und kühlen Sie sich, bekommen Sie einen Sonnenstich, kühlen Sie sich stark ab! Ist es feucht, dann trocknen Sie sich, ist es trocken, dann gleichen Sie die Trockenheit, zum Beispiel die Trockenheit der Haut und der Schleimhäute, mit Ölen und Fetten aus.

Woher weiß ich, ob meine Beschwerden von den äußeren Faktoren abhängen? Indem Sie sich und Ihre Natur kennenlernen! Werden Ihre Beschwerden bei Kälte schlechter, ist Kälte in Sie eingedrungen. Werden Ihre Beschwerden, egal welche, bei Wind schlechter, ist Wind in Sie eingedrungen. Im ersten Fall wärmen Sie sich auf, vermeiden Kälte und lernen, genügend Wärme herzustellen, zum Beispiel durch Bewegung und Sport, zum Beispiel durch die bewusste, aktive Atmung. Das ist Chinesische Medizin!

Entsprechend der eigenen Natur zu leben bedeutet, sich gut zu kennen und zu wissen, was der eigene Körper und der eigene Geist wann brauchen. Wie ein Tier, das auf seine Instinkte reagiert, ohne sie zu hinterfragen und ohne Gedanken daran zu verschwenden, ob das jetzt gerade wirklich notwendig ist. Entsprechend der eigenen Natur zu leben bedeutet, auf den eigenen Körper und die eigenen Gefühle zu hören, nicht auf die Gedanken, die vielleicht alles einfach „schöndenken" oder herunterspielen wollen, wie: „Ach geh, ist doch eh nicht schlimm!", „Das halte ich schon aus!", „Ich kümmere mich lieber um andere!" (typischer weiblicher Gedanke!), „Was mich nicht umbringt, macht mich härter!" (typischer männlicher Gedanke!).

Entsprechend der eigenen Natur zu leben bedeutet, in die Handlung zu gehen, um die eigene Gesundheit zu schützen und zu verteidigen. Zu lernen, nicht (mehr) über die eigenen Grenzen zu gehen, zu lernen, Nein zu sagen und auch einmal bei sich anzufangen und nicht bei den anderen. Nur wenn wir uns um uns selbst gut kümmern, können wir uns gut um andere kümmern. Das ist kein Egoismus, das ist Selbstschutz.

Es gibt ein Sprichwort in Schweden: „Lagom är best." Übersetzt besagt es: Lagom ist am besten. Lagom bedeutet so viel wie „genau richtig, nicht zu viel und nicht zu wenig". Dieses Lebensgefühl lebt man in Schweden. In der Chinesischen Medizin ist es genauso. Alles soll in Harmonie sein. Alles soll ausgeglichen sein. YANG, die Energie, soll gerade so viel sein, dass es zum

YIN, der Substanz, passt. YANG und YIN sollen im Gleichgewicht sein. Das erzielt man durch die Lebensführung, durch Tai Chi und Qigong, durch Akupunktur und chinesische Kräuter. Das erzielen Sie von nun an auch durch die bewusste Atmung.

Sehr schön kann man das mit den fünf Elementen darstellen.

Seien Sie lieb zur Mitte

Die fünf Elemente, also Holz, Feuer, Erde, Metall und Wasser, findet man überall. In der Natur um uns mit den fünf Jahreszeiten (Holz für den Frühling, Feuer für den Sommer, Erde für den Spätsommer, Metall für den Herbst und Wasser für den Winter).

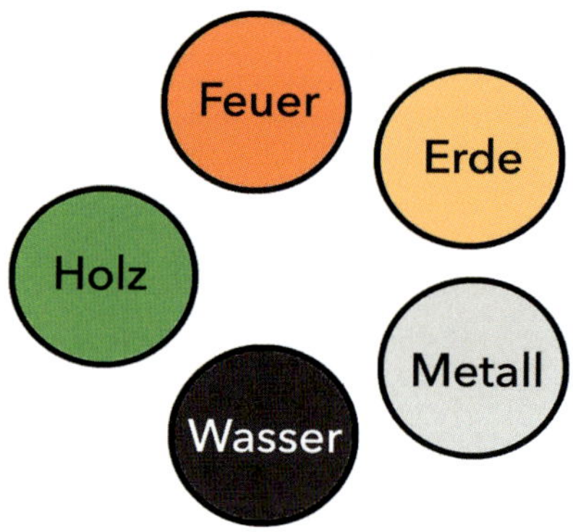

In der Natur in uns mit den verschiedenen Organen, den Voll- und den Hohlorganen (Holz für Leber und Gallenblase, Feuer für Herz und Dünndarm, Erde für Milz und Magen, Metall für Lunge und Dickdarm, Wasser für Niere und Blase).

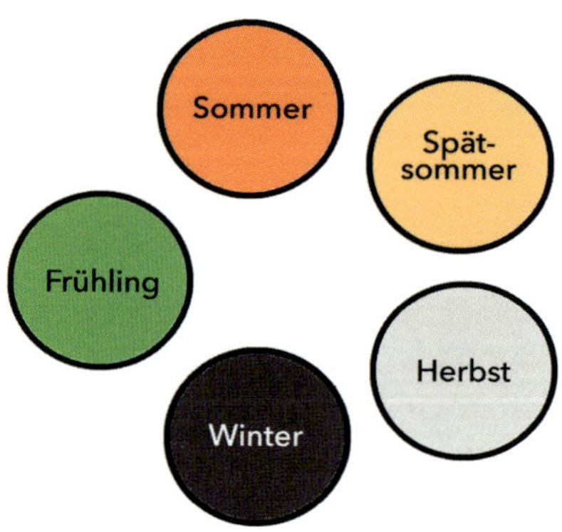

Das Vollorgan **Milz**, der chinesische Ausdruck für sie ist Pi, steht symbolisch für den gesamten Verdauungsapparat mit all seiner Verdauungs- und Ausscheidungsleistung. Ihr zur Seite steht das Hohlorgan **Magen**, der den Speisebrei vorbereitet und zerkleinert, damit die Milz danach leichtes Spiel hat. Milz und Magen arbeiten eng zusammen. Milz und Magen zusammen bezeichnen wir als **Mitte**, chinesisch **Zhong**. Unsere Gesundheit definiert sich primär darüber, wie gut es unserer Mitte geht: Wie gut spielen Milz und Magen zusammen? Was essen und trinken wir? Was atmen wir und wie viel **Qi** und **Blut** produzieren wir? Wenn Sie gut verdauen können, haben Sie viel Qi, viel Energie! Sie sind nicht müde, nach dem Schlafen fühlen Sie sich erholt, seelisch geht es Ihnen gut, sie haben viel Kraft für Ihre Projekte und viel Freude am Leben. Sie sind in Ihrer Mitte!

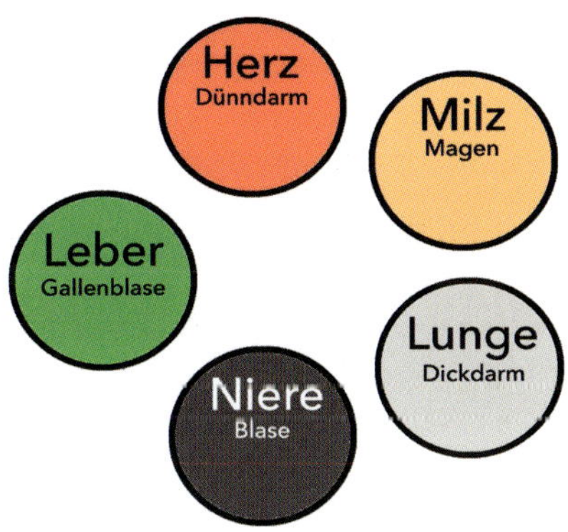

Wenn Sie gut verdauen können, haben Sie auch genügend **Blut**, der Substanz, die in Ihrem Körper fließt, alles nährt und alles entspannt. Der Körper und Ihre Seele sind gut genährt, gut versorgt, körperlich und seelisch sind Sie entspannt und ausgeglichen, sie schlafen nachts gut und regenerieren im Schlaf. Sie sind in Ihrer Mitte!

Irgendetwas von dem, was ich gerade aufgezählt habe, trifft bei Ihnen nicht zu? Sie sind nicht so ganz in Ihrer Mitte? Dann, so sagen es die Chinesen immer schon und ich seit mittlerweile fast dreißig Jahren, kümmern Sie sich um Ihre Mitte und ernähren sich zunächst einmal entsprechend Ihrer Natur!

Nun weiß ich natürlich nicht, wie genau Ihre Natur beschaffen ist, aber nach all den Jahren als Arzt und mehreren Tausend Patientinnen und Patienten kann ich sagen, was meistens das Problem hier bei uns im Westen ist. Ich möchte es hier, vor allem in Hinblick auf die Lungengesundheit, nochmals kurz zusammenfassen. Wenn Sie es ganz genau wissen wollen, lesen Sie bitte meine Bücher „Die Heilung der Mitte“ oder „Der Goldene Weg der Mitte“.

Ich nenne es das Lieb-sein-zur-Mitte.

So kümmern Sie sich um Ihre Mitte

1. **Haben Sie Freude beim Essen!**
Das gesündeste Essen bringt nichts, wenn Sie sich damit quälen. Also suchen Sie so lange, bis Sie genau Ihre Form der Ernährung finden, die Ihnen Freude macht und schmeckt UND Sie gesund hält. Die Chinesen sagen ganz deutlich: „Das Essen dient der Gesunderhaltung!“ Das, was Sie sich in den Mund schieben, wird ja zu IHNEN umgebaut. Was ich esse, wird Georg, was meine Frau isst, wird Sandra und so weiter. Wenn das „Dreck“ ist, was Sie essen, werden Sie zu Dreck. Sie tanken in einen Ferrari ja auch nicht das billigste, schlechteste Benzin, das Sie finden können ... Also, SIE sind ein Ferrari!
2. **Achten Sie auf die Qualität der Lebensmittel!**
Wenn in den Lebensmitteln kein Leben drinsteckt, wie soll dann Ihr Körper Sie damit gut am Leben erhalten?
3. **Essen Sie täglich ein warmes, gekochtes (oder gut zubereitetes) Frühstück!**
Jetzt wird es chinesisch, aber die Idee dahinter ist ganz einfach: Sie wollen ja in der Früh mit Energie in den Tag starten, oder? Wenn Sie jetzt aber konsequent an Ihrem kalten Müsli mit rohem Obst und Milch oder Joghurt festhalten, braucht Ihre Mitte so viel Energie, nur um Ihr Essen „zu kochen“, also verwerten zu können, dass nicht viel für Sie oben in Ihrem Hirn übrig bleibt. Und wenn Sie an den Semmeln festhalten, kriegt Ihre Mitte auch nicht viel Energie daraus. ALSO, probieren Sie es aus: Kochen Sie Ihr Müsli kurz auf und verwenden Sie am besten statt der Milch eine Pflanzenmilch oder statt des Joghurts einen Pflanzenjoghurt. Beides ist viel leichter verdaubar, und Sie wärmen Ihre Mitte in aller früh. Sie wird es Ihnen danken. Morgens geht auch all das, was wir meistens eher mittags essen: von Nudeln über Suppen, auch Reis und ein wenig Fleisch oder Fisch. In der Früh ist das kaum ein Problem!
4. **Nach dem Essen sollten Sie viel Energie haben!**
Wenn Sie nach dem Essen müde sind, dann war es entweder das falsche Essen, die falsche Zeit, zu viel davon oder Sie haben zu schnell gegessen. Ihre Hausaufgabe ist dann, so lange Ihr Essen zu verändern, bis Sie nach dem Essen viel Energie haben. Und besser zu kauen ist

immer wichtig. Eigentlich eine einfache Sache! Aus Erfahrung weiß ich: Alles Rohe macht müde, zu viel Fleisch und Milchprodukte machen müde, zu viel Weißmehlgebäck macht müde, zu viel Zucker macht müde. Lassen Sie Dinge aus Ihrem Essen weg und beobachten Sie, ob Sie dadurch mehr Energie spüren und weniger Müdigkeit. Irgendwann kennen Sie die Natur Ihrer Mitte und dann spüren Sie die Energie, das Qi, das Ihre Mitte nun gut herstellen kann!

5. **Essen Sie nasses Essen!**

Das liebt der Magen und der muss ja die Vorarbeit für die Milz leisten. Mit „nassem Essen" sind Suppen und Eintöpfe gemeint. Lassen Sie das Brot und das Gebäck dazu weg. Das ist nämlich staubtrocken. Wir wollen es ja nass und den Nasseffekt nicht teilweise durch die Trockenbeilage neutralisieren! Suppen und Eintöpfe kann man wunderbar vorbereiten und leicht in Arbeit und Freizeit mitnehmen – und Ihr Magen hat leichtes Spiel, dies perfekt für die Milz aufzubereiten. Perfekt ist es, sowohl mittags als auch abends Suppe zu essen. Mein bewährter Spruch für den Abend: Je später, desto Suppe! Je später Sie essen, desto besser müssen Sie das Essen Ihrem Magen vorbereiten, sonst kommt der Körper in der Nacht gar nicht mehr zur Erholung.

6. **Nach dem Essen sollen Sie noch gut in den Bauch atmen können!**

Probieren Sie es aus. Klappt die Bauchatmung noch gut oder fühlt sich Ihr Bauch wie ein Ballon an? Dann haben Sie definitiv zu viel gegessen oder das Falsche, das Sie aufbläht! Ein weiterer guter Test: Versuchen Sie nach dem Essen, im Stehen oder im Sitzen, sich die Schuhbänder zuzubinden. Klappt das noch gut? Falls Sie keine Schuhbänder haben, probieren Sie die Vorbeuge mit den Fingerspitzen zu den Füßen. Wenn Sie dann vorgebeugt auch noch gut in den Bauch atmen können, hat das Essen gepasst. Falls Sie das aber auch ohne zu essen nicht können, ohne dass Sie ein Problem mit Rücken und Hüften haben, liegt es vielleicht am Bauch oder an Ihrem schlechten Dehnungszustand. Na dann: Wie wäre es mit Yoga, Qigong, Tai Chi oder Ähnlichem?

7. **Trinken Sie (warmes) Wasser!**

Ich weiß, für viele ist Wasser trinken einfach fad. Deshalb haben die Chinesen ja Blätter hineingegeben, damit es nach etwas schmeckt, und schon war der Tee erfunden! Tee geht also auch. Alles andere ist Nahrung: Milch trinken bedeutet, Sie haben gegessen. Bier, Wein, Fruchtsäfte, süße Getränke trinken bedeutet, Sie haben gegessen. Trinken heißt, Wasser trinken! Und wenn das Wasser dann auch noch warm ist, was sich beim Tee von selbst ergibt, freut sich Ihre Mitte doppelt! Warmes Wasser trinken gilt in Tibet als das Geheimnis für lange währende Gesundheit.

Milz und Lunge sind wie Mutter und Kind

„Warum ist das wichtig, was und wie ich esse, wenn wir doch eigentlich über die Lunge reden wollen?", fragen Sie sich vielleicht gerade. Die Antwort ist: Weil die Lunge das Kind der Milz, der Mitte, ist. Und wenn die Mutter schwächelt, wie soll dann das Kind stark sein?

Es ist eine Tatsache, dass die meisten Lungenbeschwerden und Erkrankungen hier im Westen Erkrankungen der Mutter der Lunge sind! Der Verdauungsapparat schwächelt und deshalb geht es der Lunge schlecht, deshalb bekommt man keine Luft oder muss ständig Husten oder sich Räuspern.

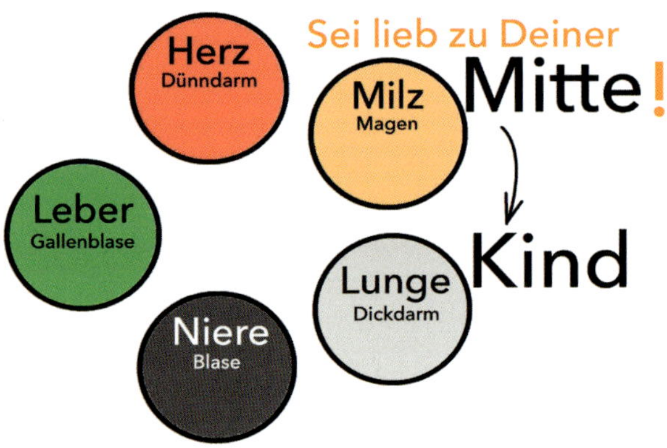

Denken Sie an die Bauchatmung. Diese sollte 80 Prozent unserer Atmung ausmachen. Wenn der Bauch aber voll ist mit unverdautem und unverdaubarem Essen, wie wollen Sie da gut in den Bauch hineinatmen? Ein dicker Bauch ist, chinesisch gedacht, ein Bauch voll mit Schleim und Feuchtigkeit, mit Schlacken und Unverdautem als Zeichen der Verdauungsstörung. Denken Sie daran, wie es der Atmung geht, wenn man deutlich übergewichtig ist: Schon die kleinsten Bewegungen sind anstrengend. Denken Sie auch weiter: Wenn man „sein Leben nicht verdaut", also seine Sorgen und seine Ängste nicht verarbeitet, was chinesisch eine Verdauungsleistung der Mitte ist, wie geht es dann wohl dem Kind der Mitte? Achtlos wirft die Mitte all das Unverdaute, das Essen und die Gefühle, die Gedanken und diverse Traumata einfach in die Lunge, weil Sie ohnehin keine Zeit hat, sich um das Kind zu kümmern …

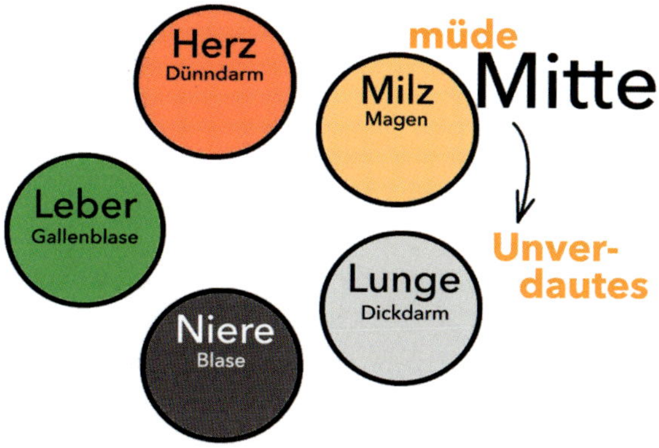

Aus meiner Erfahrung ist ein Asthma bei uns meist eine Milzschwäche, eine „müde Mitte“. Asthma galt in China traditionell als ein Problem der Lunge selbst, wobei dann entweder ein Qi- oder ein Yin-Mangel auftrat. Leider können die heutigen Chinesinnen und Chinesen ihr Leben und ihre vom Westen abgeschaute Ernährung auch immer schlechter verdauen …

Dazu müssen Sie sich nur die Zunge ansehen. Ist der Zungenkörper geschwollen, erkennbar an deutlichen Zahneindrücken an den Seiten, dann befindet sich Feuchtigkeit in der Zunge, also Unverdautes. Ist dann der Zungenbelag auch noch an manchen Stellen oder vielleicht sogar im Ganzen dick, dann wissen Sie: Okay, da ist also auch noch viel Schleim! Feuchtigkeit und Schleim entstehen, wenn die Mitte nicht gut verdaut. Und die TCM ist da in Ihrer Aussage ganz eindeutig:

Hast Du Schleim, vergiss den Rest, weil da brennt der Hut!

Was bringt ein Asthmaspray für die Lunge, außer vielleicht kurzfristige Erleichterung, wenn wir den Schleim in der Lunge nicht wegräumen? Die Bronchienverengung ist ja nur der Hilfeschrei der Lunge, die sagen möchte: Ich will all den Dreck nicht! Bitte hilf mir!

Wir müssen die Lunge erhören. Wir müssen die Mitte wiederbeleben, und das machen Sie am einfachsten durch eine konsequente Ernährungsänderung, so wie auf Seite 62ff. beschrieben. Wenn dann die Zunge wieder normal aussieht, wird es der Lunge viel besser gehen, vor allem, wenn zusätzlich mit unserem bewussten Atmen täglich trainiert wird. Selbst das Atemtraining, die Nachhilfe, bringt der Lunge langfristig nichts, wenn sie täglich kämpfen muss, in all dem Schleim und der Feuchtigkeit nicht zu ertrinken.

Also: bewusstes Atmen UND bewusstes Essen!

Der Schleim und die Feuchtigkeit können auch noch von anderen Dingen kommen, die Sie in Ihrem Leben nicht verdauen können. Oft ist das dann viel schwieriger in den Griff zu bekommen. Wenn sie zum Beispiel ein schlimmes Trauma erlebt haben, eine schlimme Kindheit, eine schlimme Scheidung, den Tod eines nahen Angehörigen oder eine schwere Krankheit in der Familie, bei Freunden oder bei Ihnen selbst, braucht es oft gute Gespräche und liebevolle Menschen, eine Psychotherapie oder einen einfühlsamen Coach, einen Pfarrer oder einen Seelsorger. Das Ziel sollte immer sein, dass Sie ALLES verdauen können, selbst Krankheiten oder den bevorstehenden Tod. Da ist doch das Essen und das Trinken die kleinste Übung, oder?

Die Lunge

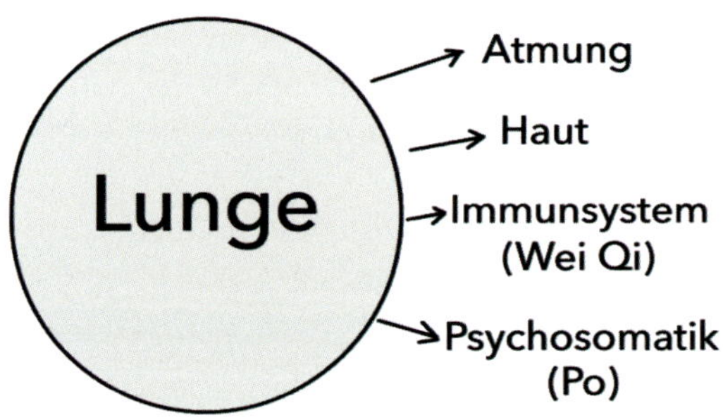

Die Lunge hat vom chinesischen Denken her mehrere Funktionen:

Erstens: Genau wie in unserer westlichen Vorstellung kümmert sich die Lunge um die Atmung. Dabei nimmt sie **das große Qi**, das Qi des Kosmos, das Da Qi, auf und präsentiert es der Mitte, damit diese, zusammen mit dem Qi aus der Nahrung, Qi, also Energie, für den Körper herstellen kann. Dieses Qi reitet dann auf dem Blut wie ein Jockey auf einem Pferd durch den ganzen Körper und nährt ihn, kräftigt ihn, repariert ihn.

Wenn wir gut atmen und gut essen, ist alles gut.

Das Wunder, das dabei passiert, ist die Transformation der Dinge um uns herum, Luft und Nahrung, um unseren Körper und unseren Geist wachsen zu lassen. Wir werden Teil des großen Ganzen, der Natur.

Wir atmen, um zu verdauen

Jede einzelne Zelle in unserem Körper nimmt den Sauerstoff, den das Blut ihr bringt, und verwendet ihn, um die Nahrung, die wir zu uns genommen haben, zu verbrennen und daraus Energie und Substanz, Grundbausteine des Lebens, herzustellen. Atmung und Ernährung sind untrennbar miteinander verbunden! Nur wer gut atmet, kann gut verdauen! Nur wer sich gut ernährt, kann gut atmen! Darum achten Sie auf Ihre Atmung, wenn Sie Probleme mit der Verdauung haben. Atmen Sie bewusst und tief und langsam, so wie Sie es gelernt haben. Und achten Sie umgekehrt auf Ihre Ernährung, wenn Sie Probleme mit der Atmung haben. Nur wenn sich das Zwerchfell frei in seiner Bewegung entfalten kann, wenn der Bauch nicht übervoll und aufgebläht ist, wenn es im Magen nicht stockt, im Darm nicht stagniert, können Sie das Glück des freien Atems erleben. Essen Sie bewusst und richtig und langsam, so wie Sie es gerade gelernt haben.

Zweitens: Die Haut ist ein Teil der Lunge. Hauterkrankungen sind Lungenerkrankungen. Auch die Haut muss Atmen können, hat eine Oberfläche, die beschützt gehört. Denken Sie an unseren Begriff der „Hautatmung“. Die Haut ist jenes Organ in unserem Körper mit der größten Oberfläche. Oft bringt der Körper eine Erkrankung an die Oberfläche, um Platz zu haben, um dem Immunsystem viel Raum zu geben und, damit SIE die Erkrankung wahrnehmen. Ein Grundprinzip in der Chinesischen Medizin lautet:

Kein Symptom und keine Erkrankung passieren zufällig

Der Körper macht Beschwerden nicht, um Sie zu ärgern! Er hat Besseres zu tun! Der Körper nutzt ein Symptom, einen Schmerz, eine Erkrankung, um Ihnen zu sagen: „Hallo, du, ich habe ein

Problem! Ich kann's leider nicht allein lösen, sonst hätte ich es gemacht. Bitte hilf mir!" Vor allem Hauterkrankungen sind dafür geeignet, weil sie sofort sichtbar sind. Wir können unserem Körper gleich Hilfe anbieten, aber nicht in Form einer Cortison-Salbe, die der Haut quasi den Mund zuklebt und das Symptom unterdrückt. Ich spreche von Hilfe, die dazu führt, dass der Körper das Symptom als Hilfeschrei nicht mehr braucht. Er sagt dann: „Super, du hast es verstanden! Danke! Ich schalt mal das Symptom ab!"

Wenn zum Beispiel die Haut rot wird, sich entzündet und das großflächig, wissen Sie: Der Körper hat zu viel Hitze! Ich muss ihm helfen, die Hitze loszuwerden! Erinnern Sie sich, als wir über die Hyperventilation gesprochen haben? Viele von uns atmen flach und viel zu schnell und die Ursache dafür ist der Löwe, vor dem Sie stehen und das schon eine ganze Weile: chronischer Stress! Auf Chinesisch, laut TCM, ist das schnelle Atmen Zeichen von Hitze. Chronischer Stress macht vor allem Hitze im Körper und die versucht der Körper über die Hautoberfläche loszuwerden. Rote, heiße Ausschläge sind also das Gleiche wie Hyperventilieren! Beides betrifft die Lunge! Die Therapie ist bei beidem gleich: bewusstes Atmen, bewusstes Essen OHNE Nahrungsmittel, die erhitzen, wie vor allem Fleisch, Milchprodukte, Zucker, Weißmehlprodukte, Gluten (das Weizeneiweiß), Frittiertes, Alkohol und zu viel rohes und kaltes Essen. Um Letzteres verdauen zu können, muss der Körper nämlich viel Hitze produzieren, um es zu „kochen".

Viel Hitze und feuchte Hitze in der TCM entsprechen der Entzündungsneigung in der westlichen Medizin.

Feuchte Hitze ist die Pattstellung der chronischen Entzündung. Feuchtigkeit kommt vor allem von der müden Mitte, weil sie nicht gut verdaut. Das wissen Sie schon. Hitze kommt vor allem von zu viel Stress, vor allem, wenn er über längere Zeit anhält, also chronischem Stress. Die Kombination ist teuflisch und führt eben zur feuchten Hitze. Stellen Sie sich ein Lagerfeuer vor und eine feuchte Decke. Sie wollen das Lagerfeuer mit der feuchten Decke ersticken, aber schaffen es nicht ganz. Dann wollen Sie die feuchte Decke mit dem Feuer trocknen und schaffen auch das nicht ganz. Patt!

Feuchtigkeit und Hitze gemeinsam sind der Nährboden für all unsere chronischen Entzündungen und chronisch entzündlichen Erkrankungen.

Dabei geht es um Autoimmunerkrankungen, rheumatische Erkrankungen, chronisch entzündliche Schmerzen, chronisch entzündliche Hauterkrankungen, Asthma bronchiale, chronische Allergien. Wenn wir das Glück haben, dass die Erkrankung an der Haut sichtbar ist, können wir frühzeitig reagieren und die Erkrankung über die Lunge und die Atmung behandeln.

Wichtig ist, dass wir uns gut um unsere Haut kümmern, damit die Schutzschicht, die sich an der Oberfläche bildet, erhalten bleibt. Seife, zu häufig und zu intensiv verwendet, entfernt diese Schutzschicht. Desinfektionsmittel ebenso. Das Resultat ist Trockenheit. Eine trockene Haut neigt zu Entzündungen, zu Hitze. Sie kann ihre Schutzfunktion für den Körper nicht vollständig ausführen. Gehen Sie daher bitte sparsam mit Seife und Desinfektionsmittel um! Sie entfernen damit ja nicht nur schlechte Bakterien und den Schmutz, sondern auch gute Bakterien und die Schutzschicht. Nutzen Sie Seife nur punktuell an jenen Hautstellen, deren Duft Sie loswerden wollen. Das ist flächenmäßig zu vernachlässigen. Für die anderen Hautflächen sollte Wasser genügen.

Ein Tipp noch aus dem Ayurveda: Cremen Sie die gesamte Haut VOR dem Duschen mit Sesamöl ein, lassen dieses etwa 10 Minuten einwirken und gehen Sie erst dann duschen. Sie wissen, wie man reich wird? Indem man nichts ausgibt! Das Gleiche gilt für die Haut. Es ist viel schwieriger, die Schutzschicht zu regenerieren, wenn Sie einmal weg ist, als darauf zu achten, dass sie gar nicht verloren geht. Daher: Verwenden Sie Sesamöl VOR dem Duschen.

Drittens: Das Immunsystem ist Teil der **Lunge**. Alle Erkrankungen, die das Immunsystem betreffen, betreffen die Lunge. Dass die Evolution der Lunge diese Aufgabe zugeteilt hat, ist auch eigentlich ganz logisch. Die Lunge hat eine riesige Fläche, um mit der Umwelt in Kontakt zu treten. Die Gesamtfläche der Alveolen ist in etwa so groß wie ein Tennisplatz. Hinzu kommt noch die Fläche der Haut, die ja auch zur Lunge gehört, und ungefähr 1,8 Quadratmeter groß ist. Auch die Fläche der Dickdarmschleimhaut kommt dazu, da der Dickdarm der Lunge als assistierendes Hohlorgan beisteht: Das sind noch mal etwa 50 Quadratmeter.

Über die Atemluft versuchen immer wieder verschiedenste Mikroorganismen wie Bakterien, Pilze, Einzeller und auch Viren in uns einzudringen, um uns zu übernehmen und als Brutstätte für die eigenen Nachkommen zu nutzen. Daher ist es sinnvoll, genau dort, nämlich in der Lunge, direkt unter der Schleimhaut, viele Immunzellen zu platzieren. Des Weiteren leben auf unserer Haut unzählige Mikroorganismen, vor allem Bakterien und Pilze, wobei zumeist „die Guten" überwiegen. Wenn es der Haut gut geht, weil es der Lunge gut geht, finden sie alle genügend Nahrung auf unserer Haut: abgestorbene Hautzellen, Hautfette, Talg und Schweiß. Auch hier ist es wichtig, dass unter der obersten Hautschicht viele Immunzellen des Immunsystems patrouillieren, um zu verhindern, dass einer auf die Idee kommt, ungewollt einzudringen. Spannend ist, dass die guten und gesunden Mikroorganismen auf unserer Haut die gleichen sind wie in unserem Dickdarm. Es sind auch die gleichen wie in unserer gesunden Umwelt, VOR dem Putzen und dem Desinfizieren! Darum ist es ja so wichtig, dass Kleinkinder in ungereinigter Natur spielen und herumkrabbeln dürfen, so wie im Kuhstall. Von irgendwoher muss der Körper ja die guten Bakterien bekommen!

Die TCM spricht von **Wei Qi**, dem **Abwehr-Qi**, das unter der gesamten Haut ständig zirkuliert, um zu verhindern, dass Angreifer von außen eindringen können. Dieses Wei Qi entspricht unserer westlichen Vorstellung des Immunsystems. Es ist die Lunge, die sich darum kümmert, dass das Wei Qi ständig unter der Haut zirkuliert!

Eine gesunde Lunge macht ein gesundes Immunsystem.

Denken Sie an Menschen, die ständig verkühlt sind. Meist handelt es sich um Infekte des oberen Atmungstraktes, der natürlich zur Lunge gehört. Eine gesunde Lunge haut die Auslöser solcher Infekte gleich wieder bei der Türe, wo sie hereingekommen sind, hinaus! Denken Sie an infektiöse Durchfallerkrankungen: Der Dickdarm ist in seiner Abwehr geschwächt und die Schleimhaut kann der Funktion, Flüssigkeiten zu resorbieren, nicht mehr nachkommen: Die Folge ist Durchfall. Auch der Dickdarm hat unter seiner Schleimhaut viele Immunzellen, auch, um die Bakterien in ihm, das sogenannte **Mikrobiom**, in Schach zu halten. Wenn ihm das nicht mehr gelingt, heißt das auf Chinesisch: schwache Lunge! Und was ist die Hauptursache davon hier bei uns im Westen? Die müde Mitte.

Denken Sie daran, was unser Immunsystem täglich und jede einzelne Sekunde unseres Lebens alles zu bewerkstelligen hat: Es muss verhindern, dass Mikroorganismen von außen und von innen in unseren Körper eindringen, es sich dort gemütlich machen und unkontrolliert vermehren. UND es muss die körpereigenen Zellen ständig im Auge haben: Funktionieren sie noch gut oder sind sie schadhaft geworden? Haben sie sich der allgemeinen Kontrolle durch die Kommunikationswege des Körpers, also Hormone, Enzyme, Nerven und zwischenzelluläre Kontakte, entzogen oder sind sie gerade im Prozess, sich zu entziehen? Und das bei rund 30 Billionen (3 x 10 hoch 12) Mikroorganismen in und auf uns und bei 25 bis 35 Billionen Körperzellen!

Die Hauptaufgabe des Immunsystems ist es, zu entscheiden, ob etwas in uns eigen oder fremd ist

Der Stichtag, den das Immunsystem gewählt hat, um das zu entscheiden, ist die Geburt. Alles, was schon vor der Geburt im Körper da war, ist „eigen“, alles, was danach dazugekommen ist, gilt als „fremd“. Wenn sich also Körperzellen im Laufe ihres Lebens verändern, muss das Immunsystem entscheiden, ob das noch eine körpereigene Zelle ist oder ob sich diese so verändert hat, dass sie den Spielregeln des Körpers nicht mehr unterliegt: die Krebszelle. Das ist der Balanceakt, den unser Immunsystem in jedem einzelnen Moment unseres Lebens entscheiden muss: eigen oder fremd! Dabei muss diese Einstellung, ab wann etwas fremd ist und bis wann es noch eigen ist, immer wieder korrigiert werden.

Stellen Sie sich vor, das **Immunsystem** arbeitet **übergenau**. Dann wird es so manche Zelle bereits als „entartet“ oder „nicht mehr ganz eigen, also fremd“ klassifizieren, obwohl es sich noch um eine normale Körperzelle handelt. Das nennen wir **Autoimmunerkrankung**. Das Immunsystem richtet sich gegen die eigenen Zellen.

Stellen Sie sich vor, das Immunsystem arbeitet **ungenau**. Dann wird es körpereigene Zellen noch als normal einstufen, obwohl sie bereits entartet sind und sich bereits der Kontrolle des Systems entzogen haben. Das nennen wir **Krebs**. Und das bei etwa 30 Billionen Mikroorganismen und 30 Billionen Körperzellen in jeder einzelnen Sekunde!

Die Chinesen würden sagen: Das braucht viel Qi! Das braucht viel Lungen-Qi! Das braucht viel Mitte-Qi! Und das braucht ständiges Lungentraining und noch gezielter ständiges Immunsystemtraining!

Ich fasse zusammen, was es braucht, um ein **starkes Immunsystem** zu haben:

- **Achtsames Essen,** damit die Mitte daraus viel Qi herstellen kann.
- **Achtsames Atmen** und gute Bauchatmung, damit die Mitte gut funktionieren kann und die Lunge resistent wird gegen chronischen Stress.
- **Achtsame Hautpflege** mit dosiertem Einsatz von Seife und Desinfektionsmittel, befeuchtende Hautpflege, vor allem vor dem Duschen durch Sesamöl.
- **Pflege des Dickdarms:** Dabei ist es wichtig, dass es zu keinen Durchfällen kommt und zu keiner Verstopfung, dass Verschlackungen im Darm nicht die Funktion der Darmschleimhaut blockieren und die Zusammensetzung des Mikrobioms stören. Dabei können Einläufe helfen und die Aufnahme von vergorenen Lebensmitteln wie Kimchi oder Sauerkraut, um dem Darm gute Bakterien zuzuführen. Auch können Sie Probiotika, also Präparate mit guten Bakterien, regelmäßig zu sich nehmen, da diese leider in unserer täglichen Nahrung mehr und mehr Mangelware werden.
- Zusätzlich können Sie die **Temperaturregulation** des Körpers trainieren. Auch das ist eine Funktion der Lunge und der zugehörigen Haut! Das Eisbad hat Wim Hof bekannt und salonfähig gemacht. Wenn Sie das probieren wollen, darf ich Sie an ihn, seine Bücher, seine Kurse, seine Schüler verweisen. Auch ist die Sauna eine mittlerweile durch viele Studien bestätigte Möglichkeit, das Immunsystem gezielt zu trainieren. Je öfter, desto besser. Die Wirkung wird noch deutlich verstärkt, wenn Sie nach dem Saunagang ins kalte Wasser gehen. Sauna und Eisbad, die perfekte Kombination! Auch ein Besuch in einer hypobaren hypoxischen Klimakammer ist zu empfehlen. Solch eine Kammer imitiert den Luftdruck und die Sauerstoffbedingungen von 4000 Metern und ist nachweislich ein starker Stimulus für unser Immunsystem, unsere Lunge und unsere Atmung. Und ganz einfach zu Hause umzusetzen: Gewöhnen Sie sich an, die Temperatur zu Hause niedriger einzustellen, sich weniger anzuziehen, regelmäßig kalt zu duschen. Das alles trainiert die Lunge und aktiviert die gesunde Atmung.

- Eine gute Lunge braucht eine **gute Luft** zum Atmen. Leider können wir nicht alle in die Berge ziehen, um in den Genuss der Bergluft zu kommen. Aber wir können die Luftqualität in unserem Lebens- und Arbeitsbereich verbessern, zum Beispiel mit regelmäßigem Lüften, regelmäßiger Wartung der Klima- oder Belüftungsanlage oder durch den Gebrauch von Luftreinigern. Ein Beispiel dafür ist der Luftwäscher, bei dem Kunststofflamellen mit Wasser benetzt werden. Luft wird über einen feinen Ventilator über die Lamellen geblasen, Rauch, Schmutz, Pollen und Feinstaub lösen sich wie von Geisterhand auf und landen im Wasser. Wenn man den Wasserbehälter täglich gut reinigt, sind auch keine chemischen Zusätze oder Silberstäbe für die Hygiene notwendig. Nebenbei sättigt der Luftwäscher die Luftfeuchtigkeit auf 50 bis 60 Prozent, was der idealen Raumluftfeuchtigkeit entspricht. Die richtig befeuchtete Luft verhindert, dass die Haut und die Lungenschleimhaut austrocknen, sodass beide ihre volle Funktionsfähigkeit behalten.
- **Tägliche Bewegung** ist besonders wichtig, um das Immunsystem zu stärken. Suchen Sie sich eine Sportart oder Bewegungsform, die Ihnen entspricht. Sie soll sie nicht überfordern, gut in Ihren Alltag integrierbar sein und Ihnen Spaß machen. Und wenn Sie gar nichts finden, machen Sie Ihren Arbeitsweg oder den Gang zum Bäcker oder zum Kiosk zu Ihrem Fitnessprogramm. Gehen Sie bewusst schneller, atmen Sie bewusst durch die Nase und über den Bauch, gehen Sie nicht einmal ansatzweise in die Nähe Ihrer Belastungsgrenze. Als Faustregel sagt man, man solle sich noch gut bei der Bewegung unterhalten können.

Wenn Sie hier noch tiefer einsteigen und noch mehr wissen möchten: Lesen Sie mein Buch „Das Wunder Immunsystem".

Viertens: Alles, was mit **Psychosomatik** zu tun hat, ist in der TCM ein **Lungenproblem**. „Psychosomatik" bedeutet: Zuerst gibt es ein Problem in der Psyche, dieses wirkt sich dann auf den Körper aus. Der gewohnte schulmedizinische Weg, wenn eine Erkrankung erstmalig auftritt, ist die Suche des Problems im Körper. Dafür haben wir eine umfangreiche Diagnostik. Wir können tief in den Körper hineinschauen: das Blut genau analysieren, Entzündungen lokalisieren, Bilder vom Körper machen,

Funktionstests durchführen, die die Funktionen aller Muskeln und Nerven, Gehirn und des Herzens darstellen können. Wenn dann das alles normal ist, also „ohne Befund“, bleibt oft nur die Diagnose „psychosomatisch“, um dem Tier wenigstens einen Namen zu geben, um irgendetwas verrechnen zu können ... In der Chinesischen Medizin denken wir umgekehrt: Wenn es der Psyche schlecht geht, muss es irgendwo im Körper eine Schwäche geben. Wir denken also eher somatopsychisch.

Es ist ganz wichtig, dass Sie verstehen, dass Körper und Psyche in der Chinesischen Medizin eine Einheit bilden. Wir trennen die beiden nicht. Wir behandeln sie auch gleich. Wir behandeln nämlich das Organ, in dem der Geist wohnt, der schwächelt, und dem eine bestimmte Emotion zugeschrieben wird. Dafür schlagen wir am besten ein neues Kapitel auf:

DER KÖRPER UND DIE GEISTER IN DER TCM

Die Organe

Entsprechend der Fünf-Elemente-Lehre haben wir fünf Vollorgane mit ihren fünf Hohlorganen in unserem Körper.

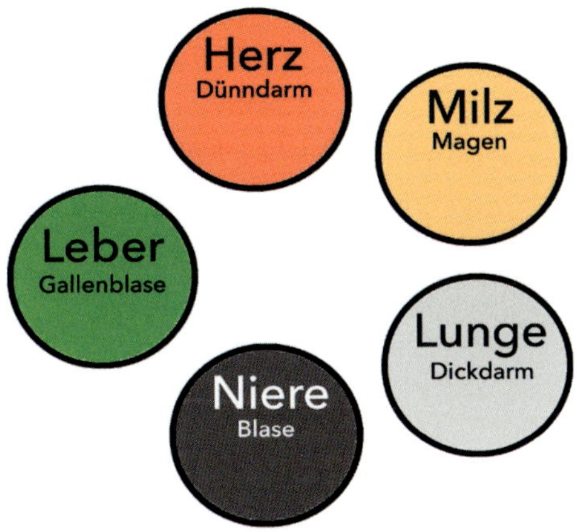

Dabei hat jedes Organ seine entsprechende Funktion. Kurz zusammengefasst heißt das: Die **Leber** sorgt für den glatten Fluss aller Dinge. Sie bewegt Qi, Blut, die Nahrung, Wärme, einfach alles. Und die Leber speichert das Blut, jene Flüssigkeit, die uns nährt, ausgleicht und entspannt. In der Leber lebt der Geist Hun. Dieser gilt auch als die **himmlische Seele** und entspricht am ehesten dem Konzept der „Seele", jenem Teil in uns, der niemals stirbt und nach dem Tod wieder in den „Himmel", in die „Weltsphären" übergeht. Dabei betritt der Hun den menschlichen Körper am dritten Tag nach der Geburt, so die chinesische Überlieferung. Einmal auf der Welt, kümmert er sich um den Menschen, dem er zugeteilt ist. Wie ein Wolf, der sein Rudel verteidigt, stellt er sich vor ihn hin und knurrt. Die Emotion des Hun ist die **Wut**, modern gedacht die **Aggression**. In ihr drückt sich die ganze Kraft aus, die der Hun zur Verfügung hat, um seinen Platz in der Welt zu behaupten.

Wir sehen die Wut meist als etwas Negatives, dabei setzt sie unendliche Energien frei, um Dinge in der Welt zu bewegen: Wut verändert, Wut geht in die Handlung. Der Hun ist die Basis für jede schöpferische Tätigkeit, für jedes soziale und politische Engagement. Wir in unserer Gesellschaft haben oft verlernt, mit dieser Urkraft umzugehen. Oft genug richtete sich die Aggression des

Hun gegen uns selbst und führt, zum Beispiel in Form der Autoaggressionserkrankungen, den Autoimmunerkrankungen, zur Zerstörung unserer selbst. Wenn wir lernen, den Hun in die richtige Richtung zu lenken, dann steht uns im Leben nichts im Wege!

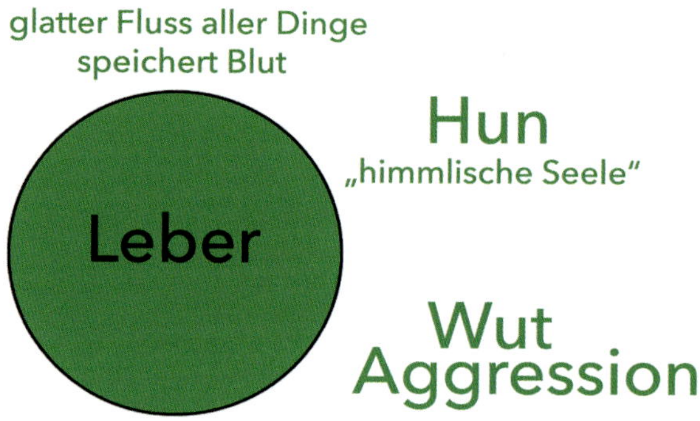

Das **Herz** erfüllt seine Pumpfunktion und pumpt das Blut durch den ganzen Körper. In der TCM sagen wir auch noch, dass das Herz das Qi rot färbt und somit an der Blutproduktion beteiligt ist. Das sind die körperlichen Aspekte des Herzens. Viel wichtiger aber ist der Geist, der in ihm wohnt, der **Shen**.

Der Begriff „Shen" ist einerseits Sammelbegriff für alle fünf Geister des Körpers, andererseits der Geist des Herzens per se. Dieser ist die Krone, die der Körper sich aufsetzt, wenn es ihm gut geht, wenn alles passt.

Einerseits bedeutet Shen **Bewusstsein:** Wir sind uns unserer selbst, unseres Ichs, also unserer Psyche bewusst. Wir sind nicht „bewusstlos". Andererseits steht der Shen für unser Strahlen, für unser Glücklichsein. Shen bringt die Freude in unser Leben, und so ist seine Emotion auch die Freude. Wenn es dem Körper gut geht, all seinen Organen und all seinen Geistern, dann erstrahlt der Shen. Shen bedeutet zu leben, nicht nur zu überleben. Shen bedeutet, seine Ziele, Träume und Wünsche zu verfolgen, freudig in die Zukunft zu blicken, zu planen und den Sinn für das eigene Leben zu erkennen. Shen bedeutet, niemals aufzugeben, weiterzumachen, an das Gute im Menschen zu glauben, das Glas immer halb voll und nicht halb leer zu sehen. **Shen bedeutet, für das Glück und für die Liebe zu leben.**

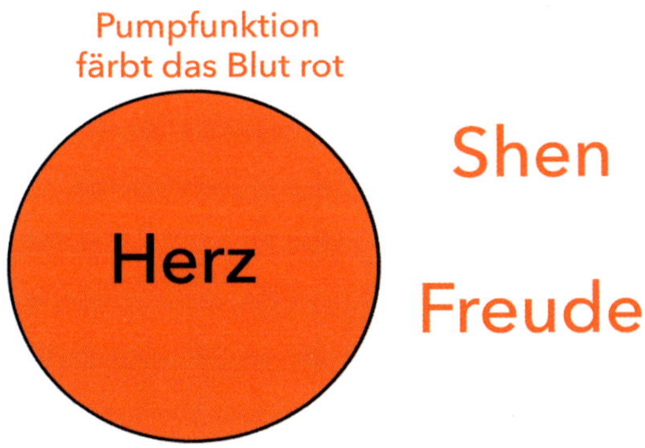

Über die **Milz** haben wir bereits gesprochen. Sie bildet zusammen mit ihrem Hohlorgan, dem Magen, unsere Mitte. Ihre Hauptaufgabe besteht darin, aus Nahrung, die wir zu uns nehmen, und Atemluft, die wir einatmen, Qi und Blut zu produzieren. Die Milz erledigt das Tagesgeschäft. Wenn sie gut funktioniert, agiert sie im Hintergrund und die fünf Geister füllen den Tag mit Leben. Alle fünf Geister sind nämlich vor allem einmal Qi, Energie, und die kommt von der Milz, der Mitte.

Wenn genügend Qi vorhanden ist, geht es den Geistern gut und geht es dem Körper gut. Am Anfang jeder Störung steht die Mitte, falls sie müde wird und nicht genug Qi produzieren kann. Eine kräftige Mitte durch die richtige Ernährung und durch die Fähigkeit, alles im Leben verdauen zu können, ist die Grundvoraussetzung für alles!

Der Geist der Milz ist der Yi („iii" gesprochen). Er ist eine Art Buchhalter, der sachlich und ohne Emotion alles verwaltet. Seine Hauptaufgabe ist das Denken. Nicht umsonst lebt er in der Milz, weil man auch die eigenen Gedanken verdauen können muss. Wenn es dem Yi gut geht, kommt er ohne Emotion aus und arbeitet lieber mit seinen klaren Gedanken. Wenn er schwächelt, weil die Mitte schwächelt, übernimmt die Emotion Sorge das Ruder. Yi ist der Geist, der uns am meisten von den Tieren unterscheidet. Er gibt uns die Fähigkeit, klar und zielgerichtet zu denken, zu organisieren, die Zukunft zu planen, nachzudenken und aus allem, was passiert, eine Lehre zu ziehen.

Typisch für uns Menschen ist es, zu glauben, dass wir mit unserer Fähigkeit, zu denken, all die anderen Geister und Gefühle im Griff haben. Sicher nicht! Urinstinkte wie der Hun kann man mit bloßen Gedanken nicht im Zaum halten. Viel wichtiger ist es, jedem der Geister seinen guten Platz in der Fülle unserer Psyche einzuräumen.

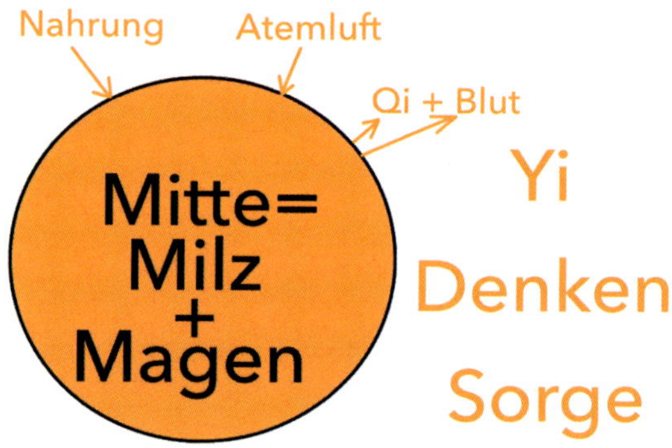

Auch über die **Lunge** und ihre Aufgaben haben wir bereits gesprochen: Sie atmet und arbeitet mit der Milz zusammen, um den Körper mit kosmischem Qi, im übertragenen Sinne dem Sauerstoff, zu versorgen. Die Haut gehört zu ihr. Das Immunsystem ist ebenfalls ein Teil von ihr.

Der Geist der Lunge ist der **Po**. Der Po wird auch als die **irdische Seele** bezeichnet. Sie betritt bereits am dritten Tag nach der Empfängnis, nach der Befruchtung der Eizelle durch ein Spermium, den Körper. Einmal im Körper, hält sie diesen in dieser Welt fest, erdet ihn und verbindet ihn mit allem Materiellen. Der Po ist nicht ewig wie der Hun. Der Po geht nach dem Tod wieder in die Erde zurück. Dabei bleibt er noch eine Zeit lang in den Knochen, weshalb wir Menschen in vielen Kulturen die Knochen nach dem Tod besonders ehren. Der Ausdruck des Po ist körperlich. Er beseelt den Körper und übernimmt die ganze Physiologie. Er ist das Bindeglied zwischen Körper und Geist und da gerät er gerade in unserer modernen westlichen Welt immer wieder zwischen die Fronten. Darum sagen wir, dass der Po zuständig ist für alles Psychosomatische. Da er in der Lunge lebt, hat er eine ganz spezielle Beziehung zum Atem. Man kann es auch so beschreiben: Der Atem ist die Bewegung des Po.

An der Atmung erkennt man, wie es dem Po geht

Im Yoga sagt man, dass der Atem die Verbindung zwischen Körper und Geist darstellt. Der Atem verbindet Körper und Geist und er zeigt, wie gut diese Verbindung funktioniert! Jegliche Störung dieser Achse erkennt man an der Atmung! Das, was wir anfänglich in diesem Buch als Hyperventilation, als unbewusstes Zu-viel-Atmen, bezeichnet haben, ist nichts anderes als der Ausdruck davon, dass es dem Po nicht gut geht, weil er ständig vom Hun geärgert wird.

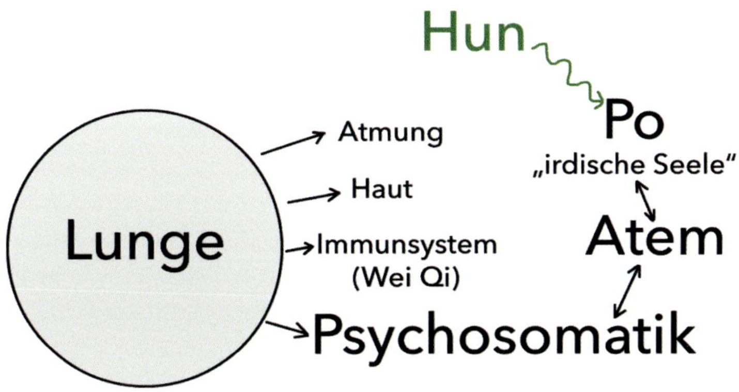

Eine Besonderheit des Hun ist, dass er Wind hasst! „Wind macht krank!", sagt der Hun. „Und deshalb hasse ich ihn! Ich muss ja als Leitwolf meine Herde beschützen, muss sie aus dem Wind bekommen, damit sie nicht krank wird!" So denkt der Hun. Und, wie es oft so ist mit der Wut, der Aggression, dem Hass: Er richtet sich meistens gegen den Schwächsten im Glied, den Sensibelsten. In unserem Körper ist das der Po. Die Atmung gerät ins Stocken, der freie Fluss ist blockiert.

Wenn man ganz genau beobachten würden, dann würde man es sehen! Man würde erkennen, dass man Erkrankungen, vor allem seelische Erkrankungen und unter diesen vor allem die psychosomatischen, an dem blockierten Fluss des Atems identifizieren kann! Leider sehen unsere westlichen Ärztinnen und Ärzte da nicht so genau hin. Denken Sie zum Beispiel an eine Panikattacke: Der Fluss des Atems ist blockiert. Chinesisch: Der Hun lässt seine Wut schon wieder am Po aus!

Denken Sie an Asthma, einer typischen psychosomatischen Erkrankung: Der Fluss des Atems ist blockiert. Chinesisch: Der Hun lässt wieder einmal seine Wut am Po aus. Und das kann er deshalb machen, weil der Yi, der Geist der Milz, sich nicht schützend vor sein Kind, die Lunge, stellt!

Denken Sie an eine *Autoimmunerkrankung, eine Autoaggressionserkrankung* (und da steckt die Emotion des Hun bereits im Namen!), zum Beispiel die Colitis ulcerosa, eine chronisch entzündliche Erkrankung des Dickdarms, der ja als Hohlorgan zur Lunge gehört: Der Fluss des Atems ist blockiert. Chinesisch: Und schon wieder lässt der Hun seiner Aggression gegen den Po freien Lauf und es entsteht in all der Hitze des Gefechts eine chronische Entzündung.

Denken Sie zum Beispiel an Allergien: Alles, was IM Wind herumfliegt, IST Wind. Die Allergie gegen Pollen und Gräser mit ihren Symptomen zwischen Lunge und Nase ist das klassische Beispiel für eine Überreaktion der Leber auf Wind, und wieder schlägt der Hun zu, wieder ist der Po das Opfer!

Denken Sie an juckende, gerötete, chronische Hauterkrankungen, Ekzeme und Neurodermitis: Der Fluss des Atems ist blockiert. Chinesisch: Der Hun greift den Po an. Das Jucken ist wiederum Wind, innerer Wind, die Rötung Zeichen der Hitze und der Entzündung. Hauterkrankungen sind fast immer Po-Erkrankungen!

Das sind die Zusammenhänge für viele unserer westlichen Krankheiten. Wenn Sie das erkannt haben, haben Sie ein zusätzliches Mittel, um diesen Teufelskreis zu durchbrechen, nämlich die **Atmung selbst.** Sie ist nicht nur Diagnose, sondern auch Therapie aller psychosomatischen Erkrankungen, aller Autoimmunerkrankungen, der meisten Allergien mit Symptomen in Nase, Augen, Rachen und bis zur Lunge hinunter. Wenn Sie bewusst achtsam atmen, dann übernehmen Sie die Kontrolle der Atemführung. Dann sagen Sie zum Po: „Kein Problem! Ab hier übernehmen wir!" Das ist unser Denken, das ist der Yi, den Sie damit kräftigen! Das ist die Mutter der Lunge, die Milz, welche Sie dadurch stärken! Das ist ein Teil von „Lieb sein zur Mitte"! Wir nennen es in diesem Buch „der bewusste Atem" und „aktives Atmen". Das sind Ihre Werkzeuge, mindestens zwanzig Minuten pro Tag!

Ja, das braucht schon ein bisschen Disziplin, aber es geht ja schließlich um etwas! Es geht darum, den Po zu stärken. Sie zeigen ihm damit, dass es noch andere Geister im Körper gibt, nicht nur den Hun, der ihn ärgert. Vor allem zeigen Sie ihm den Geist Yi, seine Mutter die Milz! Und wenn Sie dann zusätzlich noch Ihre Ernährung, Ihre Essgewohnheiten angehen, um auch der Mitte Ihren Zuspruch zuteilwerden zu lassen, haben Sie ein Zeichen gesetzt, das in Ihrem Leben alles verändern kann ...

Die Emotion des Po ist **die Trauer**, die **Traurigkeit**. An dieser Emotion sieht man sehr gut den Zusammenhang mit der Atmung. Wenn man um einen geliebten Menschen trauert, zieht man sich gerne zurück, und das tut der Atem auch. Er wird still und flach. Er hält zu starke Emotionen zurück, weil diese einen im Moment vielleicht überwältigen würden.

Der Atem kann die Emotion dosieren.

Emotionen zurückhalten zu können ist eine Zeit lang ein überlebenswichtiger Mechanismus. Wenn man von einer Emo-

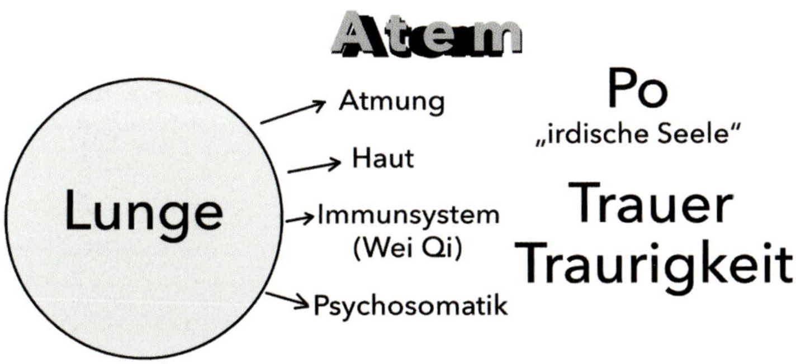

tion überwältigt wird, funktioniert man nicht mehr und bewältigt seinen Alltag nicht. Die Dosierung durch den Atem hilft, die Trauer Stück für Stück zu verdauen. Und Sie kennen das Tor, das der Emotion, vor allem der Trauer, aber auch der Freude oder der Angst oder der Aggression, DEN Kanal nach außen bietet: das Weinen! Es gibt kein tieferes Ausatmen als das Weinen! Da kommt dann wirklich alles an Gefühl raus, was eine Zeit lang zurückgehalten wurde. Kombiniert mit dem Weinen, dem „Wasserlassen der Augen", sind die Augen auch das Tor des Hun, der Leber. Mit dem Weinen lösen sich auch Wut und Aggression uns selbst gegenüber auf, welche wir benutzt haben, um uns vor weiteren Verletzungen durch andere zu schützen. Wut und Aggression sind oft wie ein Schutzwall, damit andere die Trauer nicht sehen können! Weinen hilft, aber der Zeitpunkt muss stimmen. Zu früh würde es vielleicht zu viel ans Tageslicht bringen, was man in seiner Fülle nicht verdauen könnte. Also erzwingen Sie nichts! Seien Sie bereit, loszulassen, aber suchen Sie den richtigen Ort, den richtigen Zeitpunkt und die richtigen Menschen, die Sie dabei begleiten!

Zu guter Letzt haben wir noch die **Niere**. Ihre Aufgabe ist es, den Flüssigkeitshaushalt zusammen mit der Lunge zu regulieren und den Harnfluss zu ermöglichen. In der TCM kommt noch eine wichtigere Funktion dazu: Die Niere speichert unsere **Reserven**, das **Yin** als Speicherform der Substanz und das **Yang** als Speicherform der Energie. Zusammen und verbunden durch das Nieren-Qi bilden sie unser **Jing**, unsere Essenz.

Sie kennen schon Substanz und Energie in fließender Form: Blut und Qi, die die Milz bildet. Yin steht mit dem Blut im ständigen Austausch und Yang steht mit dem Qi im ständigen Austausch. Ob genügend Reserven vorhanden sind, liegt daran, wie viel man von den Eltern mitbekommen hat, was wir „Anlage" oder „Genetik" nennen, UND, wie gut die Mitte arbeitet, um so viel Qi und Blut herzustellen, dass die Niere einen Teil davon einspeichern kann. Der Ort dieses Speichers, der Ort unseres Jings sind vor allem die Knochen. Aber Substanz wird auch als Gehirn und Muskelmasse gespeichert.

Der Geist der Niere heißt **Zhi** (tschö gesprochen, wobei das „ö“ nur angedeutet wird). Seine Emotion ist die **Angst**. Diese ist wohl eine der wichtigsten Emotionen überhaupt. Sie beschützt uns vor Leichtsinn und Blödsinn: „Oje, heute scheint die Sonne nicht. Ich glaube, ich bringe mich um!“ Weil wir Angst vor dem Tod haben, tun wir das eben nicht! Denken Sie an Mütter, die vor einer Schwangerschaft alles gemacht haben und nichts gefürchtet haben. Sobald das Kind da ist, kommt auf einmal eine Höhenangst, eine Flugangst, Angst vor Infektionen und so weiter. Das ist ein Mechanismus der Evolution. Um das Kind zu beschützen, sagt es der Mutter: „Mach keinen Blödsinn! Tu nichts, was gefährlich sein könnte, sonst lässt du dein Kind im Stich!“ Eigentlich ist das also sehr durchdacht …

Der Zhi hat noch eine zweite Emotion, den **Schreck**. Schreck entsteht, wenn Angst plötzlich in einer hohen Dosis auftritt. In der TCM sagt man, dass ein einzelner Schreck schon eine Nierenschädigung verursachen kann, mit einem körperlichen Schaden danach oder ständigen Ängsten. Darum sollte man vor allem Kinder niemals erschrecken!

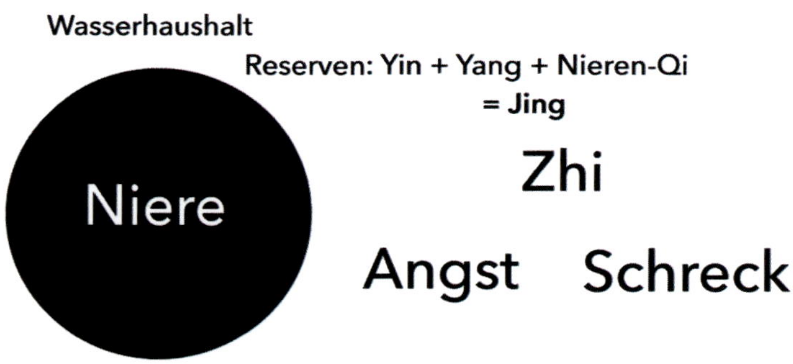

Die Organe, die Geister und die Emotionen

Sehen wir uns die fünf Elemente mit den Organen und den Geistern an. Beim sogenannten **Mutter-Kind-Zyklus** sagt man, dass jedes Element die Mutter des darauffolgenden Elements ist. Sie wissen bereits, dass die Mutter der Lunge die Milz ist. Doch auch die Lunge ist eine Mutter, nämlich von der Niere, und die von der Leber, und die vom Herzen, und das von der Milz. Der Mutter-Kind-Zyklus ist vor allem in der Akupunktur ein wichtiges Prinzip, um ein Organ über seine Mutter zu unterstützen. Dieses Prinzip erklärt uns auch die Geister genauer:

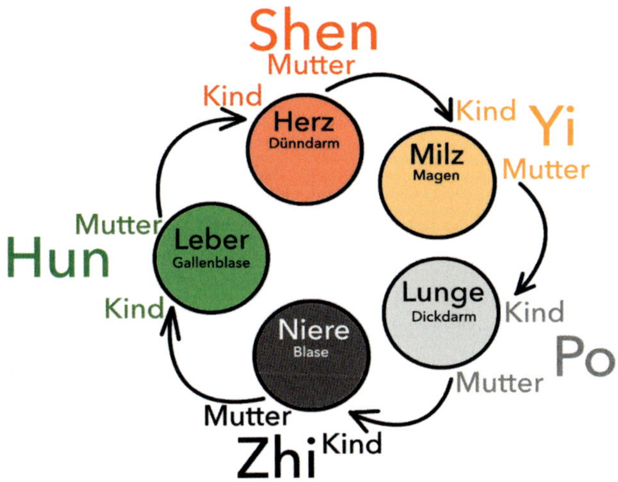

Wir haben zwei ganz wertvolle Geister im Körper: die himmlische Seele, der Hun, und die irdische Seele, der Po. Drei Tage nach der Geburt beseelt der Hun einen Menschen. Es braucht ein bisschen, aber dann kann der Säugling lächeln und der Shen, das Kind des Hun, ist angekommen. Anfangs ist das Lächeln des Säuglings noch ein Mienenspiel, ohne Kopplung an eine Emotion. Eltern erkennen meist genau, wann das Lächeln „echt" ist ...

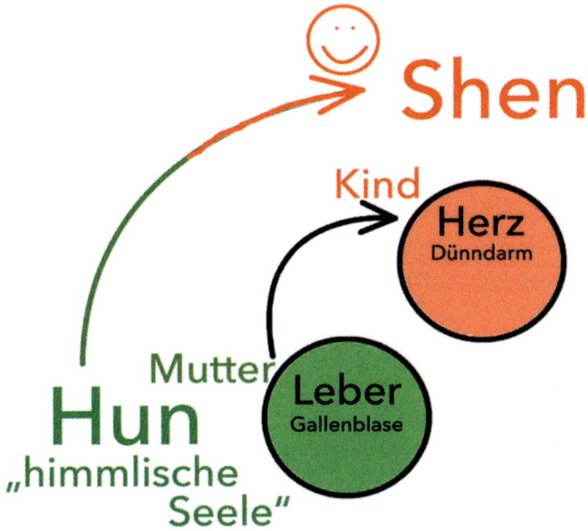

Ist die Leber stark, so ist der Hun kräftig. Er beschützt effektiv sein Rudel und dieses kann strahlen: Shen! Hun und Shen sind „Yang-Geister“, Geister mit sehr viel Energie.

Auf der anderen Seite gibt es den **Po**, unsere irdische Seele, die bereits drei Tage nach Empfängnis den Körper betritt. Das ist deshalb wichtig, weil schon im Mutterleib alle physiologischen Prozesse unter der Anleitung des Po eingeführt und trainiert werden. Über den Po werden alle anderen Geister körperlich. In diesem Sinne ist der Po wie ein Übersetzer seelisch-geistiger Belange in Körpersprache. Die **Psychosomatik** betrifft also alle Geister, aber der Po ist als Übersetzer immer beteiligt! Die Lunge hat ein Kind, und das ist die Niere mit ihrem Geist, dem Zhi. Geht es der Lunge gut, ist der Atem frei und damit die Qi- und Blut-Produktion der Mitte voll funktionsfähig. Es geht dann auch der Niere gut und sie kann gut Yin- und Yang-Speicher anlegen. Dann geht es auch dem Zhi gut und er braucht keine Angst zu haben.

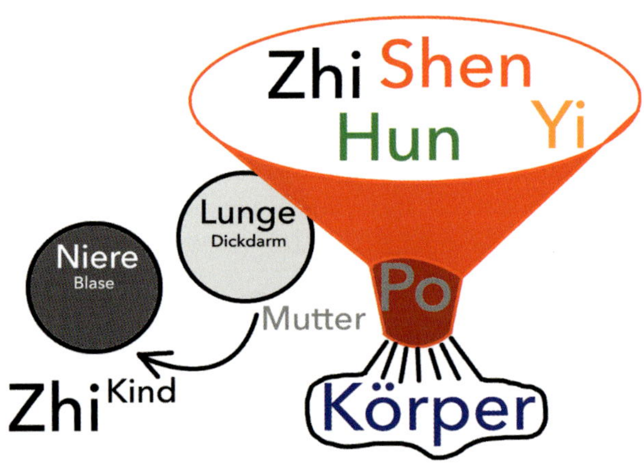

Po und Zhi sind Yin-Geister, Geister, die der Materie, dem Yin, und damit dem Körper viel näherstehen als dem Yang.

Dazwischen befindet sich die **Mitte**, die Milz mit dem Magen. Ihr Geist Yi ist der Geist der Klarheit, des Denkens. Der Yi vermittelt zwischen den Yang- und den Yin-Geistern. Das heißt im Klartext: Stärke Deine Mitte, dann kommst Du mit allen Emotionen und Geistern gut zurecht!

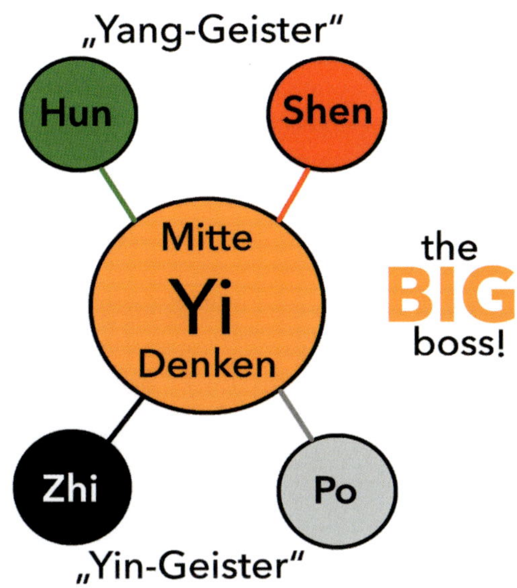

Jede Emotion für sich alleine betrachtet ist sinnvoll. In einem gesunden Geist und einem gesunden Körper halten sich die Emotionen die Waage. Wenn alle Emotionen der fünf Geister im Gleichgewicht sind, tritt keine Emotion in den Vordergrund, Sie fühlen sich einfach gut. Wenn Sie eine Krankheit, ein Symptom, einen Schmerz oder sonst irgendeine Störung haben und eine Emotion, die sich mit ihr in den Vordergrund drängt, dann wissen Sie jetzt, um welchen Geist und damit um welche Organschwäche es sich handelt. Wenn Sie zum Beispiel morgens aufstehen und unendlich traurig sind, dann wissen Sie, es geht um die Lunge. Sie haben Sodbrennen und eine Wut steigt in Ihnen auf? Sie wissen nun, es geht um die Leber. Sie haben immer wieder Kopfschmerzen und mit diesen vergesellschaftet Angst? Sie wissen, es geht um die Niere, und so weiter.

Gesundheit bedeutet emotionale Ausgeglichenheit. Bei Krankheit sind eine oder mehrere Emotionen entweder zu viel oder zu wenig vorhanden.

Atmung und Emotionen

Betrachten wir einmal, wie die Atmung auf die verschiedenen Emotionen reagiert. Mit der Atmung haben wir einen wunderbaren **Indikator**, wie es der **Psyche** geht, da die Atmung die Sprache des Po ist und der Po der Vermittler zwischen Psyche und Körper.

Wie atmen wir, wenn wir **wütend** sind, „gestaut“, wenn wir im Wind stehen unter Stress (Stress ist nämlich Wind, viel Luft um nichts ...) und uns einfach nur ärgern oder den Ärger hinunterschlucken? Wir hyperventilieren, wir atmen schneller, wir überatmen. Wir reagieren genau so wie das, was wir als Hyperventilation als Reaktion auf eine chronische Stressbelastung beschrieben haben.

Wie atmen wir, wenn wir voller **Freude** sind, uns gar nicht mehr einkriegen vor lauter Freude? Schneller! Hun und Shen, die Yang-Geister, und Yang beschleunigt den Atem wie auch den Herzschlag.

Wie atmen wir, wenn wir am Schreibtisch sitzen, vielleicht noch etwas gekrümmt in Richtung eines Computers, und **denken** und denken und denken? Wir atmen flacher. Vor lauter Denken vergessen wir zu atmen. Wenn wir dann **Sorgen** haben, weil die Mitte schwach wird, stresst uns das, und auch dann wird der Atem schneller und noch immer flach sein.

Wie atmen wir, wenn wir **trauern**? Wir atmen weniger und vor allem atmen wir weniger aus. Trauer blockiert die Ausatmung. Wir halten den Schmerz zurück, dosieren ihn, um ihn zu ertragen. Erst das Weinen befreit die Ausatmung.

Wie atmen wir, wenn wir **Angst** haben, wenn wir uns vor jemandem verstecken und nicht wollen, dass er uns entdeckt? Wenig bis kaum hörbar, vor allem atmen wir weniger ein. Angst blockiert die Einatmung. Erst wenn die Gefahr abgewendet ist oder wir feststellen, dass es nur der Postbote ist, vor dem wir uns verstecken, seufzen wir und atmen erleichtert tief ein.

Über den bewussten Atem können Sie Gefühle in den Griff bekommen.

Hinter dem westlichen Begriff **Depression** verbergen sich ganz viele unterschiedliche Zustände. Das sehen wir uns bei den Kräutern später noch genauer an. Entscheidend ist, dass oft eine Emotion dominiert. Meist ist es Wut oder Aggression und das führt zu einer tiefen Blockade im Körper. Es kann aber auch die Traurigkeit dominieren, die Angst oder die Sorge, je nach Geschichte, in der man gefangen ist. Wenn Sie bewusst atmen, übernehmen Sie das Ruder Ihres autonomen Nervensystems und können aus der Depression herauskommen. Üben Sie täglich tief und lange und langsam zu atmen, wie wir es besprochen haben. Damit lernt der Körper: Die Aggression ist kein Problem! Die

Trauer ist kein Problem! Die Sorge ist kein Problem! Die Angst ist kein Problem! Denn der Po sagt: ICH habe kein Problem! Und das autonome Nervensystem lernt und steigt aus der Stressreaktion und der Emotion aus.

Ich möchte Ihnen noch ein Bild für die fünf Geister im Körper mitgeben. Hier in Schweden habe ich fünf Hunde mit, die genau den fünf Geistern im Körper entsprechen, auf der nächsten Seite sehen Sie die fünf.

In der zweiten Reihe sehen Sie Prinz. Er ist eine Mischung aus einem weißen Schäferhund und einem Wolfshund. Bei ihm ist das Wölfische stark ausgeprägt, was man auch an seinem schmalen, sehnigen Körperbau erkennen kann. Prinz ist der **Hun** des Gespanns. Er hat die anderen vier immer im Blick. Er kontrolliert, ob alle gut laufen, und beschützt, falls sich Gefahr nähert. Kommt eine Frau in unsere Nähe, macht Prinz gar nichts. Aber einen Mann sieht er sich genau an und meist knurrt er leise. Das sollte Warnung genug sein. Vor Prinz steht der Samojede Blueberry, der meist Blue genannt wird. Der weiße Wuschel ist der Inbegriff des **Shen**. Er hat solch eine Riesenfreude, wenn ich nur andeute, dass wir mit dem Schlitten losfahren, dass man ihn wahrscheinlich noch im Nachbarort hört. Nach unseren 20 Kilometern Fahrt braucht er etwa eine Stunde zum Erholen. Dann steht er auf, geht zu den anderen hin und möchte spielen! Shen pur! Er läuft in der ersten Reihe, weil er die anderen durch seine Freude mitreißt. Doch die Freude ist so groß, wenn er andere Hunde oder Menschen sieht, dass er gar nicht mehr hört und sofort zu ihnen will. Mit ihm alleine in der ersten Reihe würde ich nie ans Ziel kommen. Dafür gibt es die Anyu neben ihm. Anyu ist ein Malamute, ein sehr kräftiger noch dazu. Da sie einen Zuchtfehler hat, nämlich blaue Augen, wollte sie keiner, weil man mit ihr nicht züchten kann. So ist sie bei uns gelandet. Unser Glück, denn Anyu ist der Alpha in unserem Rudel. Anyu steht für den **Yi**, den Geist der Mitte, was man schon an ihrem kräftigen Körperbau als Zeichen für eine starke Milz erkennt. Anyu ist mit vier Monaten in unser Rudel gekommen, hat jeden einzelnen Hund kurz angeknurrt und die Sache war ausdiskutiert. Seither ist Anyu der Boss, so wie die gesunde Mitte in einem gesunden Körper der Boss ist. Anyu braucht keine Emotionen, so wie Prinz oder Blue. Anyu lebt ihre Autorität vollkommen emotionslos aus. Wenn Blue wieder einmal nach links zu einem anderen

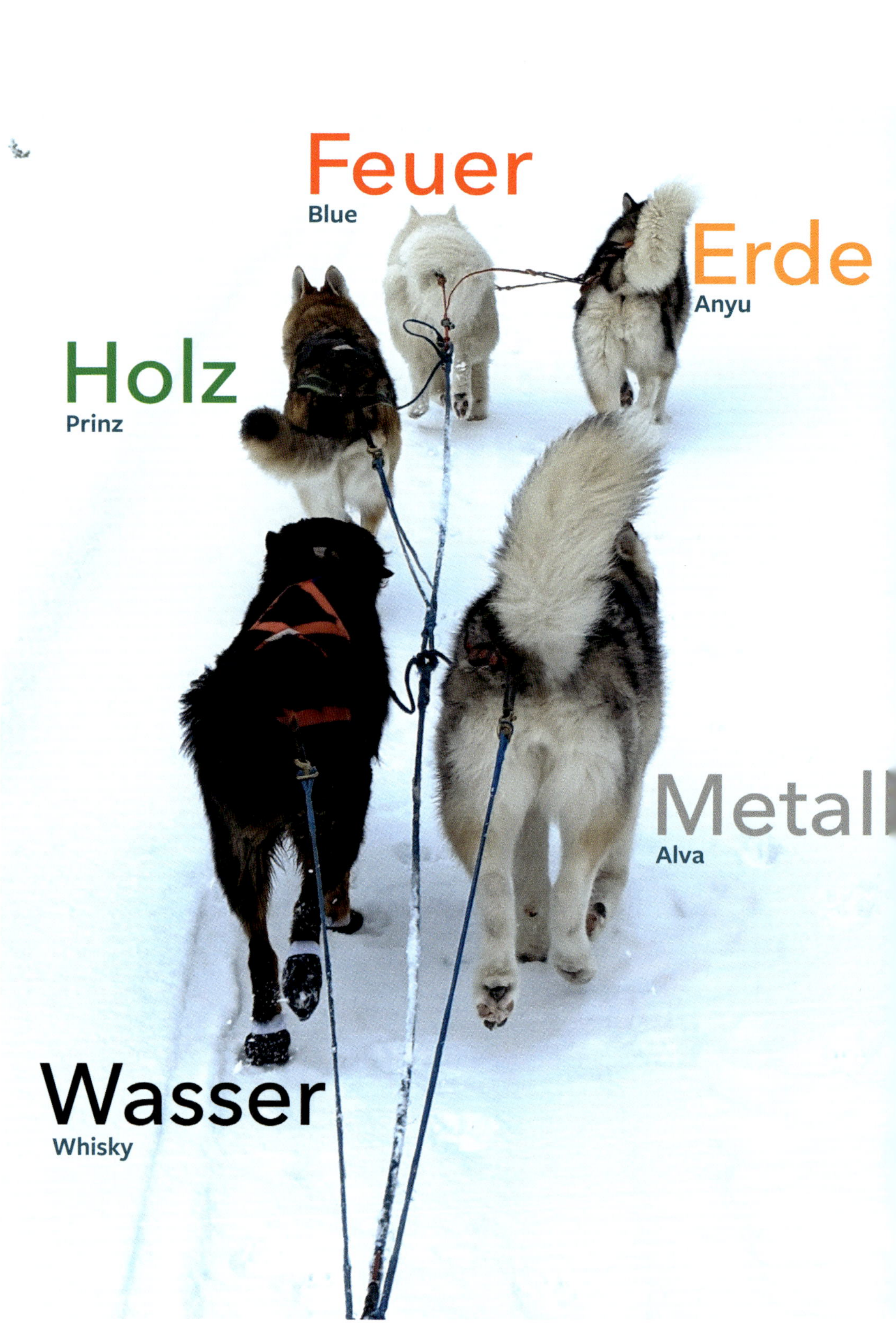
Feuer
Blue
Erde
Anyu
Holz
Prinz
Metall
Alva
Wasser
Whisky

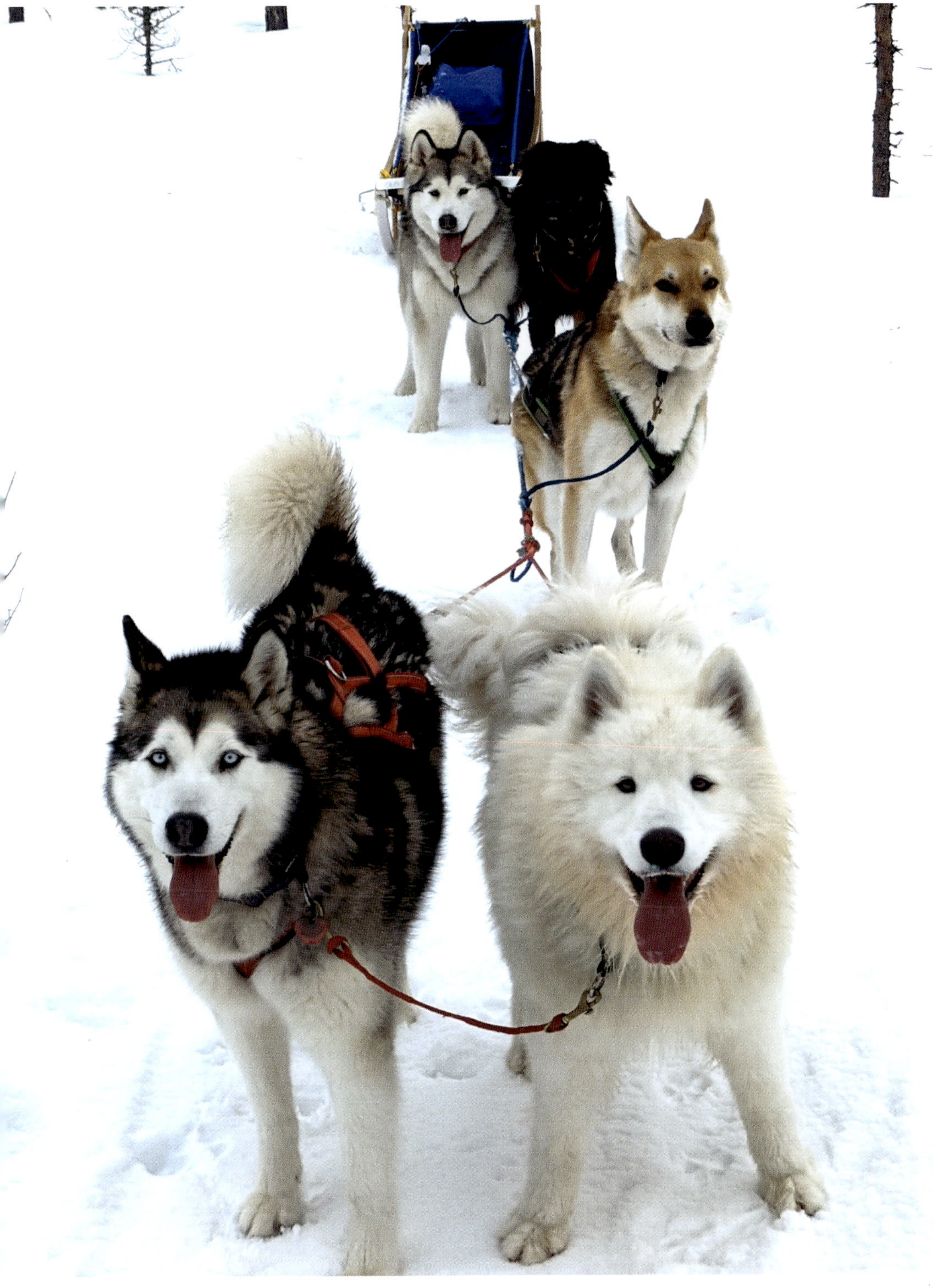

Hund abbiegen will, stemmt sie sich einfach dagegen und gleicht seinen Shen aus. Anyu bleibt immer in ihrer Mitte und das gibt dem ganzen Rudel, dem Gespann und auch mir Sicherheit und Stabilität. In der dritten Reihe auf der rechten Seite läuft Alva, ebenfalls eine Malamute-Dame. Sie ist eher klein, aber vollkommen geerdet, weshalb wir sie auch Panzer nennen. Sie ist tief mit der Erde verbunden, stemmt sich auch gerne in sie hinein und zieht und zieht und zieht. Alva steht für einen kräftigen **Po**, der psychisch vollkommen mit dem Körper verbunden ist. Alva hört auf Anyu, hinterfragt sie nicht, verlässt sich auf sie. Alva läuft neben Whisky, dem schwarzen Mischlingsrüden, mit dem alles angefangen hat. Whisky stammt aus einer ungarischen Tötungsstation. Wir haben ihn dort weggerettet und dafür ist er uns bedingungslos dankbar. Wir wissen nicht, was er genau erlebt hat, aber Angst ist sein Thema. Da er immer wie ein Wahnsinniger gezogen hat, habe ich ihn eines Tages vor eine Rodel gespannt und die drei Kinder draufgesetzt. Er hat gezogen, was das Zeug hält. Wir haben ihn eine Stunde lang hin- und hergeschickt und dann wussten wir alle: Wir wollen Hundeschlitten fahren! Whisky wird bald neun. Und, sehen Sie auch nur ein graues Haar an ihm? Nein! Whisky steht für den **Zhi**, den Geist der Niere und hat auch noch die Farbe der Niere (chinesisch), nämlich Schwarz. Er ist der Einzige im Gespann, den ich vor Kälte schützen muss, darum hat er Booties an, kleine Schuhe, um seine Füße zu schützen. Whisky hält sich immer im Hintergrund. Er fällt meist gar nicht auf, so wie die Reserven der Niere nicht auffallen. Man bemerkt sie erst dann, wenn sie leer werden. Doch die Reserven von Whisky sind voll. Ohne ihn im Gespann sind wir nur halb so schnell! Ohne aufzufallen, zieht er aus der letzten Reihe konstant mit. Alle können sich auf ihn verlassen.

Alle fünf zusammen bilden die perfekte Einheit, so wie alle fünf Geister in unserem Körper zusammenspielen und als Einheit nach außen erscheinen sollen. Von außen sieht man nur, dass fünf Hunde einen Schlitten mit mir darauf zügig und konstant ziehen, und das über Stunden. Doch ich weiß, und Sie jetzt auch, dass es jeden Einzelnen braucht, um diese große stabile Harmonie zu bilden.

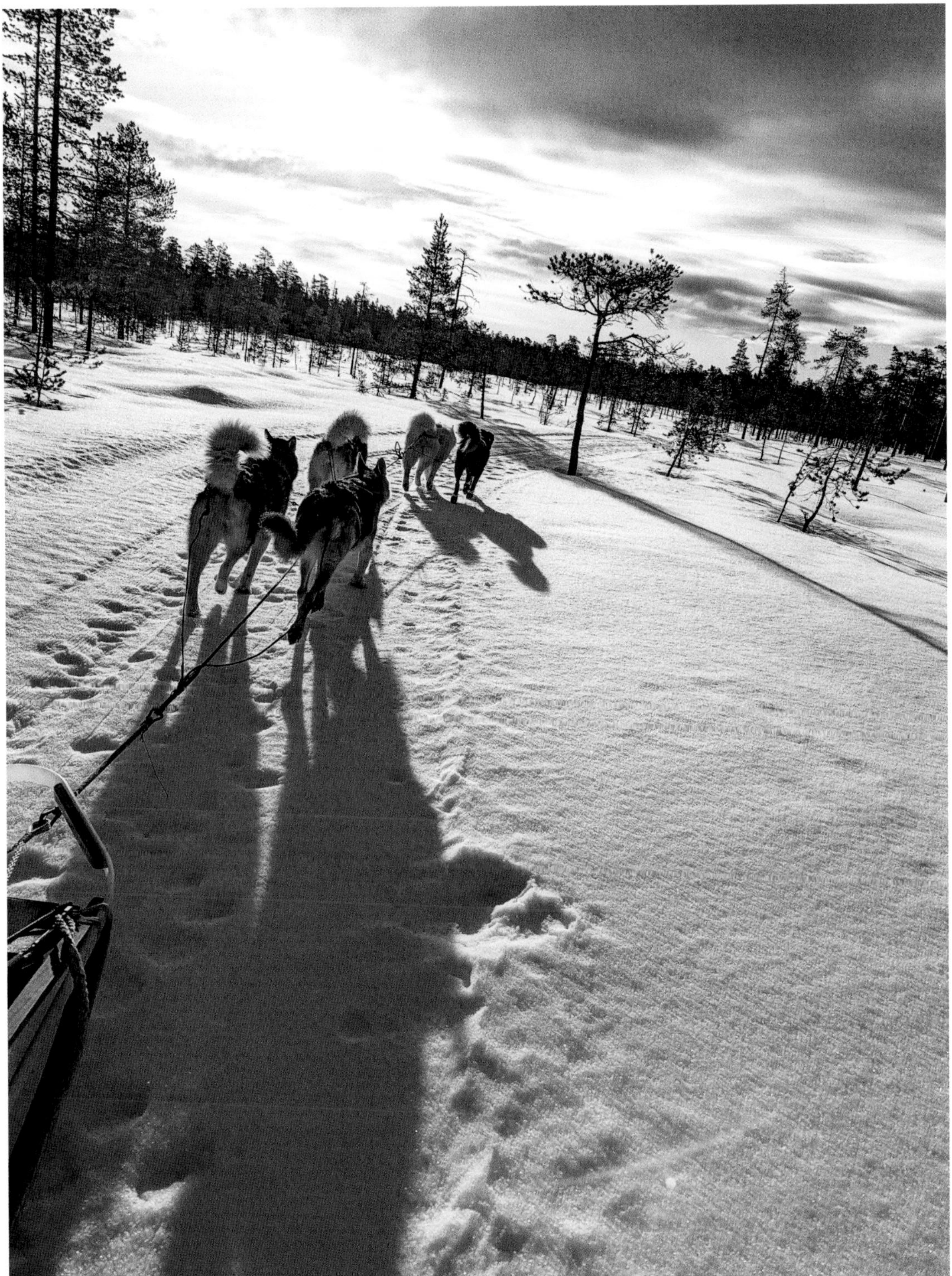

Die Psyche über den Körper behandeln

Fassen wir zusammen, was Sie Gutes für jedes einzelne Organ, jedes einzelne Element, tun können:

1. **Seien Sie lieb zu Ihrer Mitte!** Ich denke dabei an die Ernährung. Damit stärken Sie das **Element Erde** und dann sollten die **Sorge und das Grübeln verschwinden.**
2. **Trainieren Sie Ihren bewussten Atem!** Geben Sie Ihrem Körper Nachhilfe, um ihm bewusst zu zeigen, wie es richtig geht: Raus aus der Hyperventilation! Damit stärken Sie das **Element Metall!** Zusätzlich können Sie Ihre Haut pflegen, die Feuchtigkeit der Raumluft verbessern, das Immunsystem mittels Kälte oder Wärme oder Höhe trainieren und einen Ausdauersport in Ihren Alltag integrieren. Einen, der Ihnen Spaß macht. **Dann sollten die Trauer und die Traurigkeit verschwinden**.
3. **Vermeiden Sie alles, was Ihnen an die Nieren geht!** Damit stärken Sie das **Element Wasser**. Das können ganz unterschiedliche Dinge sein: der Job, die Beziehung, die Wohnung, die Konflikte mit den Eltern, die Nachbarin, das zu späte Essen, die Horrorfilme. Analysieren Sie Ihr Leben: Was geht Ihnen an die Nieren und wie kommen Sie da raus? Holen sie sich Hilfe und vor allem: **Lassen Sie sich helfen!** Man muss nicht gleich alles wegschmeißen, was einen belastet. Man kann daran arbeiten, dass es besser wird. Und halten Sie zusätzlich Ihren unteren Rücken warm! Falls Ängste Ihr Leben dominieren: Machen Sie eine Psychotherapie, gehen Sie zu einem Coach, lassen Sie sich helfen! Achten Sie beim Essen darauf, wertvolle Lebensmittel zu sich nehmen, mit gutem Eiweiß und gesunden Fetten. Pflanzlich sind das die ganzen Samen, Nüsse und Körper – insgesamt alles, woraus wieder eine neue Pflanze entstehen kann. Das sind die Nieren der Pflanzen, ihre Reserven! **Auf diese Weise sollten Sie aus Ihrer Angststörung austreten können.**
4. **Steigen Sie aus dem täglichen Stress aus!** Das ist Wind und den hasst Ihr Hun! **Damit stärken Sie das Element Holz.** Vermeiden Sie auch jenen Stress, den Sie „lieben", den Eustress, weil Sie dann gar keine Grenze mehr kennen und über Ihre Grenzen gehen! **Wichtig ist hier tägliche Bewegung ohne Leistung!** Melden Sie sich also nicht

gleich wieder für einen Marathon an oder einen Wettbewerb! Besser ist eine Mannschaftssportart, ein Ballspiel oder etwas mit Tieren. Das bringt Sie ein bisschen von Ihrem Ego weg und das könnte den Hun gut erden. Und machen Sie tagsüber immer wieder Pausen. Entspannen Sie sich dann, legen Sie sich vielleicht auch mal kurz hin. Dann geht es nachher etwas stressfreier weiter.

5. **Leben Sie Ihre Träume! Suchen Sie sich Ziele!** Erinnern Sie sich daran, was Sie schon immer einmal machen wollten, und machen Sie es! Bringen Sie Freude in Ihr Leben: Tun Sie einmal am Tag etwas, worauf Sie sich schon stundenlang freuen können. **Nicht überleben, sondern leben!** Woran wollen Sie denken, wenn Sie auf dem Sterbebett liegen: an den Job, an das, was noch zu erledigen wäre, oder lieber an geliebte Menschen, wunderbare Erlebnisse, erfüllte Träume? Warten Sie nicht länger: Tun Sie es JETZT. Wenn ich etwas aus meiner dreißigjährigen Erfahrung als Arzt sagen kann, dann das: JETZT! Keiner weiß, was da noch alles auf uns zukommt, zum Glück! **All das stärkt das Element Feuer.** Leben Sie nicht ohne Shen. Das wäre ein vergeudetes Leben.

Aber egal, welche Emotion sie ärgert, welche Beschwerde Sie haben, an welches der fünf Elemente Sie denken: **Seien Sie immer lieb zu Ihrer Mitte und machen Sie täglich Ihre Atemübungen!**

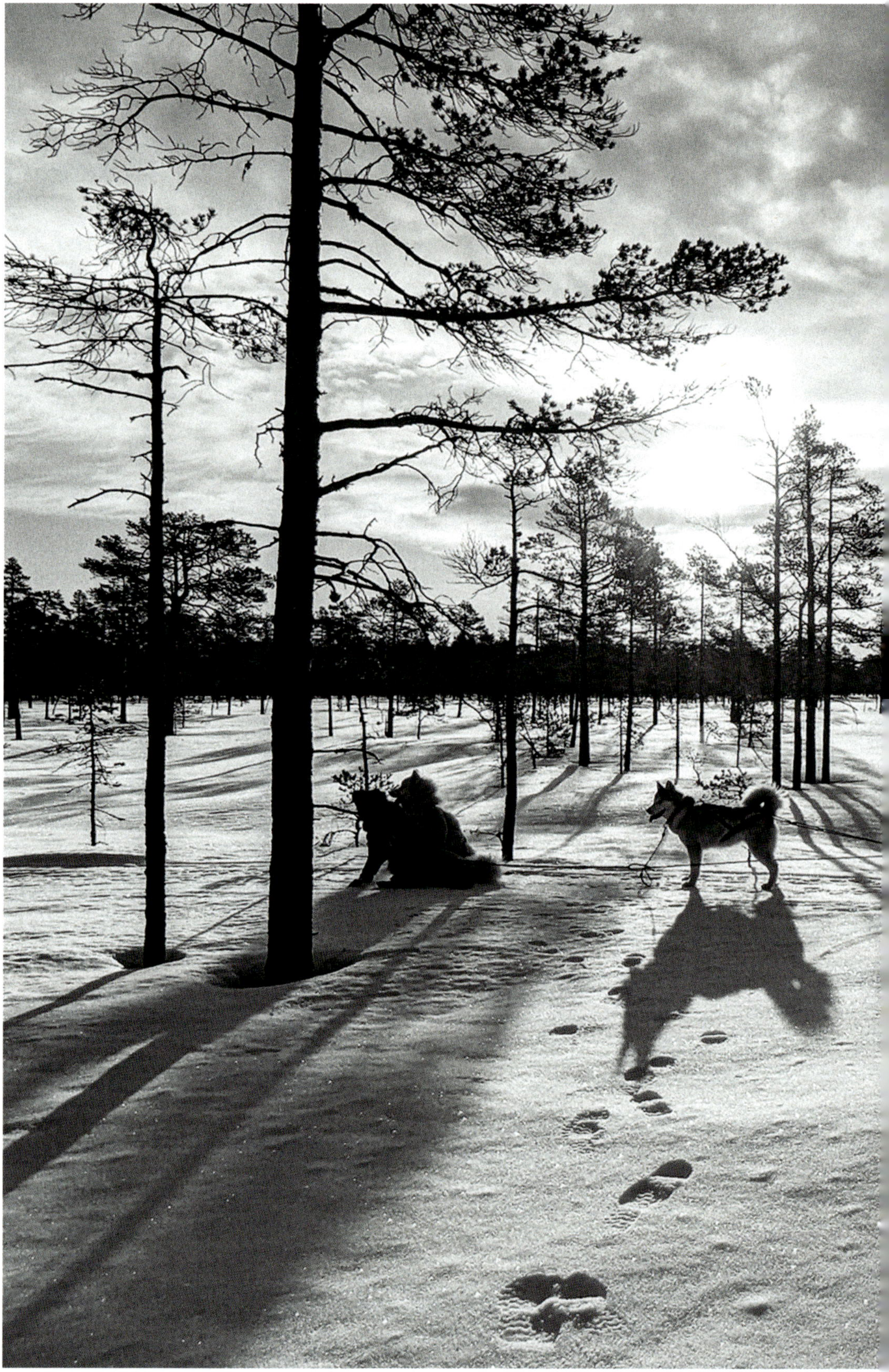

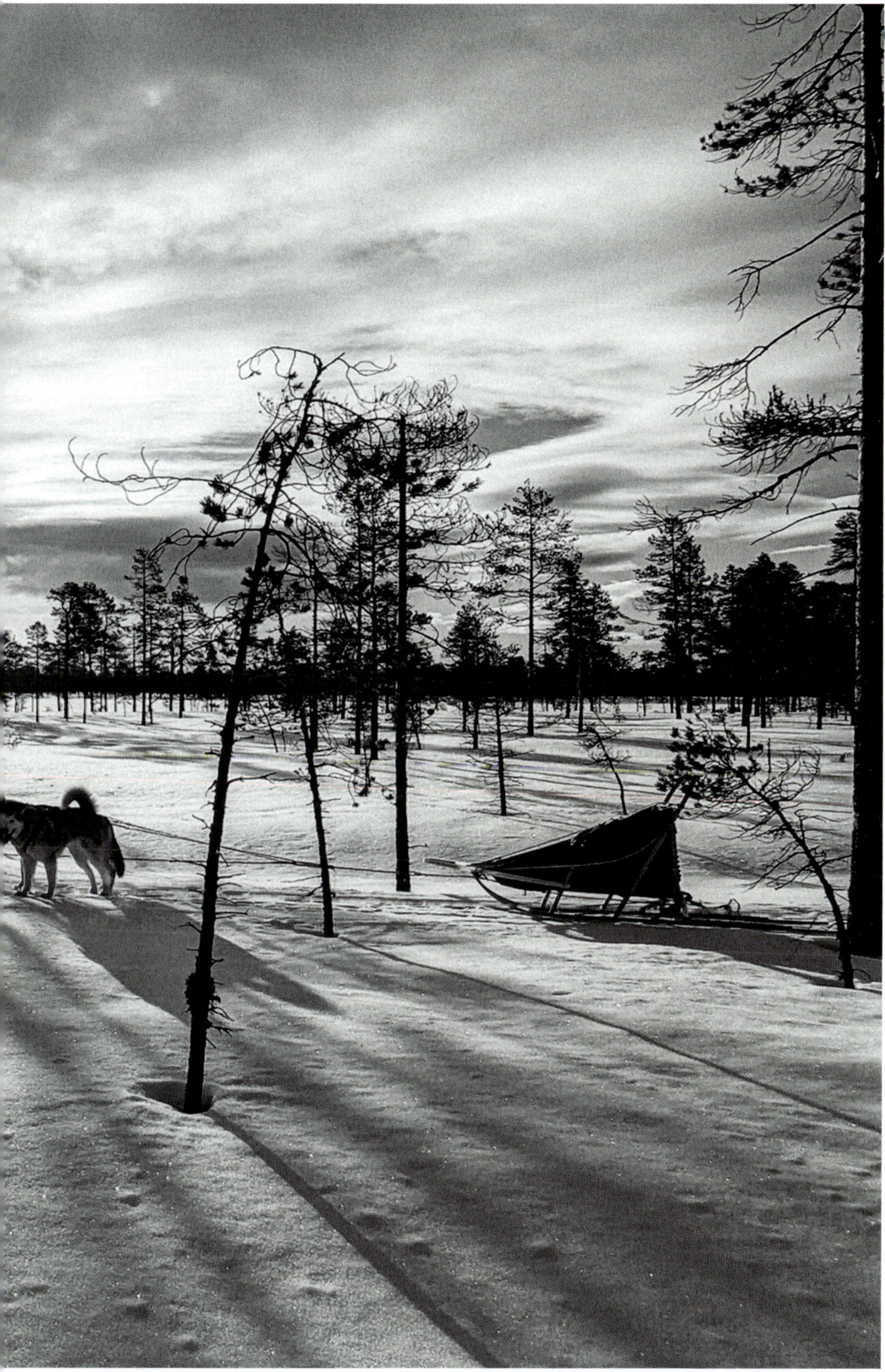

CHINESISCHE KRÄUTER

Ich habe Ihnen erzählt, dass ich während meiner Neurologie-Ausbildung begann, mich selbst täglich zu akupunktieren. Tatsächlich verschwand mein Asthma nach ein paar Wochen! Doch geblieben war mir eine tiefe Erschöpfung. Wenn man eine Krankheit über viele Jahre hat, kostet das den Körper viel Substanz und Energie. Er bewegt sich durch die Welt wie ein Auto, in dem Sie ständig auf Gas und Bremse gleichzeitig treten. Sie kommen zwar voran, aber es gibt eine große Reibung und aus der entsteht Hitze, was einer **chronischen Entzündung** entspricht. Außerdem verschleißen die Bremsen viel schneller, die Substanz wird geschädigt. Genau so hat sich das auch bei mir angefühlt und das gerade in einer Zeit, in der ich gut und gerne 60 bis 80 Stunden mit zwei Nachtdiensten pro Woche gearbeitet habe ... Wenn man erschöpft ist und trotzdem abliefern muss, Leistung erbringen muss, dann aktiviert man all die Hormone, die man braucht, um gegen den Löwen zu kämpfen oder vor ihm davonzurennen. Der Körper steht unter einem enormen Stress.

Als Medikamentenprofi versuchte ich erst einmal damit, meine Erschöpfung in den Griff zu bekommen. Ohne Erfolg. Als ich dann das Spital verließ und mit meiner TCM-Ausbildung begann, verstand ich bald, was da bei mir los war: Ich litt unter einem riesigen Qi- und Yang-Mangel. Meine Erschöpfung hatte bereits die Nierenebene erreicht und auch meine Leber litt unter einer großen Spannung. Leberspannung bekommt man mit Lebensführung (Raus aus dem Wind!) und täglicher Bewegung am besten in Griff. Für den Qi- und Yang-Mangel braucht es die gute Ernährung und oft auch chinesische Kräuter. Und so habe ich mich in meiner TCM-Ausbildung durch die meisten Mischungen durchgekostet, bis ich sagen konnte: Jetzt fühle ich mich wieder gut und kräftig.

Ganz besonders dann, wenn man schon lange Zeit unter Beschwerden oder einer Erkrankung leidet, braucht es oft eine Art Starthilfe, eine Art Traktor, der einen aus dem Dreck zieht. Das können die chinesischen Kräuter sein. Über die Jahre hat sich meine Mission als Arzt herauskristallisiert: Ich möchte die TCM, die chinesische Lebensführung, die chinesischen Kräuter und die Akupunktur für ALLE verfügbar machen. Es soll keinen Beigeschmack von „elitär“ oder „Sonderklasse“ haben. Es soll eine Art Volksmedizin auch bei uns werden, wie es in China immer üblich war. Sie sollen sich selbst helfen können, so wie ich es getan habe, obwohl ich den großen Arzt, den Herrn Primarius, als Vater hatte! Mit der Zeit werden Sie selbst am allerbesten wissen, was Ihnen am meisten bringt. Und wenn Sie nicht weiterkommen, können Sie sich immer noch Hilfe holen. **Wichtig ist, dass Sie jede neu aufgetretene Erkrankung oder Störung auch einmal durch unsere westliche Medizin abklären lassen!** Am besten kann man jede Erkrankung dann behandeln, wenn Sie noch ganz am Anfang ist. Am Anfang ist jedes Problem klein und für viele Probleme gibt es in der westlichen Medizin sehr gute Behandlungsmöglichkeiten. Das betrifft zum Beispiel neu aufgetretene Kopfschmerzen, neu aufgetretene Atemnot, neu aufgetretene Erschöpfung, einen neu aufgetretenen Knoten in der Brust, neu aufgetretene Magenbeschwerden. Wenn man dann nachgesehen hat und es gibt keinen Befund, können Sie sich denken: Also doch der chronische Stress, doch die erschöpfte Mitte und so weiter. Dann legen Sie los!

Ich habe 2014 in meinem Buch „Die chinesische Hausapotheke" erstmalig jene chinesischen Kräutermischungen beschrieben, die aus meiner Erfahrung die allerwichtigsten sind und dabei ungefährlich. Dieses Buch hat eine wahre Revolution innerhalb der TCM-Gemeinde ausgelöst. Auf einmal konnten sich Patientinnen und Patienten mit chinesischen Kräutern selbst helfen. Und wenn sie mit den fertigen Mischungen nicht weiterkamen, suchten sie einen TCM-Kollegen oder eine -Kollegin auf. Im ersten Buch habe ich 25 Mischungen beschrieben. Irgendwann wurden daraus 94 und mit diesem Buch machen wir den Hunderter voll.

Chinesische Kräuter sind eine Art **Supernahrung**, modern ausgedrückt: **Superfood**! Aber gleichzeitig sind sie auch **Medikamente** und das bedeutet: Alles, was eine Wirkung hat, kann auch Nebenwirkungen haben. Diese sind zwar nicht so stark wie bei Medikamenten in der westlichen Medizin, aber trotzdem. Wenn Sie sich also für eine Mischung entscheiden, lassen Sie sich erst einmal nur eine kleine Menge, zum Beispiel 50 Gramm Granulat, zusammenstellen und beobachten Sie, ob Sie es gut vertragen. Meist gibt es keine Probleme. Manchmal gibt es Probleme mit der Verdauung, weil sich der Körper erst an das neuartige Lebensmittel gewöhnen muss. Nach ein paar Tagen wird das besser. Selten können die bestehenden Beschwerden auch anfangs schlechter werden. Hören Sie dann bitte gleich mit der Mischung auf und halten Sie Rücksprache mit Ihrem Arzt oder Ihrer Ärztin. Oder probieren Sie einfach eine andere Mischung. Prinzipiell gebe ich nur jene Mischungen für die Allgemeinheit frei, bei denen ich mindestens 25 Jahre Erfahrung habe und praktisch nie Probleme erlebt habe! Doch wie heißt es so schön in der Medizin: Es gibt nichts, was es nicht gibt! Also seien Sie achtsam mit den Kräutern, so wie Sie es mit der Ernährung (ab sofort!), der Bewegung (es soll Spaß machen!) und der Atmung (20 Minuten tägliches Training! Nicht vergessen!) sind.

Unter www.georgweidinger.com finden Sie weiterführende Informationen zu den Mischungen, zu Gebrauch und Dosierung. Auch finden Sie alle Mischungen dort abgebildet, damit Sie die Kräuter runterkopieren können. Sie finden dort auch Listen von Apotheken im deutschsprachigen Raum, die die „W-Mischungen" ohne Rezept eines Arztes oder einer Ärztin an Sie abgeben. Bei speziellen Fragen wenden Sie sich bitte immer an die Apotheke, die Ihnen die Kräuter herrichtet. Sie kann Ihnen sicherlich weiterhelfen und wird bei Bedarf direkt mich kontaktieren.

Bitte kaufen Sie keine chinesischen Kräuter aus dem Internet! Nachweislich (laut Studien von Amnesty International) sind diese häufig mit westlichen Medikamenten verunreinigt, um schneller einen Effekt zu erzielen! Auch könnten diese Kräuter mit Insektiziden, Schwermetallen oder radioaktiv verunreinigt sein!

Wenn Sie sich für die Einnahme chinesischer Kräuter entscheiden, beziehen Sie diese unbedingt über eine Apotheke! Diese übernimmt die Verantwortung und deshalb kontrolliert sie alle chinesischen Kräuter auf Verunreinigungen. Wenn Sie ganz sicher gehen wollen, können Sie sich auch die Prüfatteste der einzelnen Chargen der Kräuter und Granulate vorlegen lassen. Apotheke bedeutet: Sie bekommen die chinesischen Kräuter in Medikamenten-Qualität – und das hat dann eben auch seinen Preis. Auch sollen Sie die Kräuter nicht dauerhaft nehmen, sondern nur eine begrenzte Zeit, idealerweise einmal drei Monate lang, um aus dem Gröbsten rauszukommen. Falls Sie dann Kräuter weiternehmen wollen, sollten Sie nach spätestens drei Monaten die Mischung ändern, damit keine Gewöhnung auftritt und der positive Effekt ausbleibt.

Wenn Sie Granulate zu sich nehmen, so ist die übliche Dosierung für Erwachsene zwei- bis dreimal täglich drei Gramm. Dabei lösen Sie das Granulat in kochendem Wasser auf, geben ein bisschen frisch geriebene Ingwerwurzel dazu (das macht die Kräuter leichter verdaulich und wirksamer) und lassen es ziehen, bis Sie die Mischung trinken können. Falls Sie Ingwer nicht vertragen, lassen Sie ihn weg und geben Sie stattdessen ein bisschen geriebene Muskatnuss oder auch gar nichts dazu. Mischungen für den Verdauungsapparat nehmen Sie bitte ein paar Minuten

VOR den Mahlzeiten ein, bei den anderen Mischungen ist es egal, wann Sie diese nehmen, nur nicht spät am Abend.

Da ich selbst Asthma hatte und die Erkrankung noch immer als Schwachstelle in mir schlummert, habe ich über die Jahre alles an chinesischen Kräutern durchprobiert. Ich wollte wissen, was am besten hilft. Dieses Wissen möchte ich an dieser Stelle weitergeben. Manche Formeln sind traditionelle Formeln, viele von diesen nach meiner persönlichen Erfahrung und der Erfahrung mit meinen Patientinnen und Patienten abgewandelt. Manche Mischungen sind reine Erfahrungsmischungen aus meiner Praxis.

Mischungen bei Atemnot und Asthma bronchiale

W26, WEIDINGER-MISCHUNG NUMMER 26: „ERLEICHTERE DIE ATMUNG“

BAI JIE ZI	Semen Sinapis Albae	15,00%
BAI QIAN	Rhizoma Cynanchi	15,00%
ZI SU ZI	Fructus Perillae Frutescentis	15,00%
TING LI ZI	Semen Descurainiae	15,00%
XING REN	Semen Armeniacae Amarum	10,00%
JIE GENG	Radix Platycodi	10,00%
GUA LOU (SHI + REN)	Fructus et Semen Trichosanthis	10,00%
SANG BAI PI	Cortex Mori Radicis	10,00%

Die Mischung eignet sich bei chronischem Asthma bronchiale und COPD. Sie ist meine Standardmischung für meine Patienten, wenn diese unter der Atemnot ihres Asthmas oder ihrer COPD leiden. Sie sollte maximal zwei bis drei Monate durchgenommen werden. Dann könnte man gut mit einer Milz-Qi (wie W14, W15, W16) oder Lungen-Qi (W9, W16) aufbauenden Mischung abwechseln oder bei beginnendem Yin-Mangel mit Trockenheits- und Hitzesymptomen mit einer Yin-Aufbaumischung (W18 oder besser W6). W26 behandelt nicht nur die Symptome der Atemlosigkeit, sondern befeuchtet auch und bremst die Entzündung, womit das Yin sanft regeneriert wird (daher auch bei COPD geeignet, da hier bereits ein Yin-Substanz-Mangel vorliegt).

Zu den einzelnen Kräutern: Semen Sinapis Albae, BAI JIE ZI, weißer Senfsamen, ist scharf (scharf bewegt und ist gut für die Lunge), wärmt die Lunge und vertreibt Schleim. Rhizoma Cynanchi, BAI QIAN, der Erdspross der Weidenblättrigen Schwalbenwurz, wärmt und löst Schleim, ohne das Yin zu belasten und zu trocknen. Fructus Perillae Frutescentis, ZI SU ZI, die Schwarznesselfrucht, ist scharf und warm, befeuchtet die Lunge und den Dickdarm (und wird deshalb auch bei Verstopfung angewendet), senkt rebellierendes Lungen- und Magen-Qi ab (hilft also bei Husten und Sodbrennen) und kann auch über Monate genommen werden. Semen Descurainiae, TING LI ZI, der Samen des Felsenblümchens, ist scharf, bitter und kalt. Er behandelt die Entzündungen in den kleinen Bronchien und ist daher ein unerlässliches Kraut bei schwerem Asthma bronchiale sowie der COPD. Semen Armeniacae, XING REN, bitterer Aprikosensamen, ist leicht giftig, in dieser Darreichungsform und Dosierung jedoch völlig ungefährlich. Er wirkt direkt beruhigend im Atemzentrum des verlängerten Marks, um die Hyperventilation zu bremsen. Zur Wirkverstärkung wird XING REN typischerweise kombiniert mit Radix Platycodi, JIE GENG, der Wurzel der Ballonblume. Diese Kombination wirkt wie der Akupunkturpunkt „Lunge 7 (lieque, die Lückenspalte)" hustenstillend und die Bronchien beruhigend. Fructus et Semen Trichosanthis, GUA LOU (SHI + REN), Frucht und Samen des Schlangenkürbis, sind kalt, befeuchten die Lunge und lösen die Qi-Blockade im Brustkorb, welche Asthmatiker als Engegefühl erleben. Und als letztes Kraut in dieser Mischung nehmen wir Cortex Mori Radicis Albae, SANG BAI PI, die Rinde der Wurzeln des weißen Maulbeerbaumes. Der Baum der weißen Maulbeere (Morus alba) stammt ursprünglich aus China. Weil die weiße Maulbeere die wichtigste Maulbeerart für die Zucht von Seidenraupen darstellt, wird sie auch in vielen anderen klimatisch geeigneten Regionen außerhalb Chinas kultiviert. Traditionell verwendet man in China die Blätter SANG YE (Folium Mori), die Zweige SANG ZHI (Ramulus Mori), die Früchte SANG SHEN (Fructus Mori) sowie die Wurzelrinde SANG BAI PI (Cortex Mori). Tipp: Als Hausmittel zur Lungenstärkung essen Sie regelmäßig weiße oder schwarze Maulbeeren, frisch oder getrocknet. In unserer Mischung dient SANG BAI PI als Wegweiser zur Lunge und kühlt Lungen-Hitze, denn wenn das Yin beginnt, schwach zu werden, und damit die Kühlung versagt, entsteht immer mehr Hitze.

W95, WEIDINGER-MISCHUNG NUMMER 95: „WÄRME DIE ATMUNG“

ZI SU ZI	Fructus Perillae Frutescentis	20,00%
HOU PO	Cortex Magnoliae Officinalis	14,00%
XUAN FU HUA	Flos Inulae	16,00%
QIAN HU	Radix Peucedani	10,00%
CHEN PI	Pericarpium Citri Reticulatae	10,00%
ROU GUI	Cortex Cinnamomi Cassiae	5,00%
DANG GUI	Radix Angelicae Sinensis	10,00%
DA ZAO	Fructus Zizyphi Jujubae	5,00%
ZHI GAN CAO	Radix Glycyrrhizae Tostae	10,00%

W95 eignet sich für Atemprobleme, die durch Fülle in der Lunge und Mangel in der Niere gekennzeichnet sind. Die Fülle in der Lunge ist Schleim, welcher abgehustet werden möchte und Druck- und Engegefühl im Brustkorb macht. Der Mangel in der Niere ist ein Yang-Mangel. Yang wird gebraucht, um gut einatmen zu können und um Kälte aus der Lunge zu vertreiben.

Zu den einzelnen Kräutern: Die obersten fünf Kräuter, 1. Fructus Perillae Frutescentis, ZI SU ZI, die Frucht der Schwarznessel, 2. Cortex Magnoliae, HOU PO, die Rinde des Magnolienbaumes, 3. Flos Inulae, XUAN FU HUA, die Alantblüte, 4. Radix Peucedani, QIAN HU, die Haarstrangwurzel, und 5. Pericarpium Citri Reticulatae, CHEN PI, die getrocknete Mandarinenschale, behandeln zusammen die Fülle in der Lunge, beheben Atemnot und Engegefühl im Brustkorb, lösen Schleim und Blockaden in der Lunge. Cortex Cinnamomi, ROU GUI, die Rinde des Cassia-Zimtbaumes, wärmt die Niere und unterstützt das Yang und damit die Einatmung. Radix Angelicae Sinensis, DANG GUI, die Wurzel des Chinesischen Engelwurz, stärkt das Blut und wärmt. Fructus Zizyphi Jujubae, DA ZAO, die Chinesische Dattel, zusammen mit Radix Glycyrrhizae Tostae, ZHI GAN CAO, der gerösteten Süßholzwurzel, stärken den Verdauungsapparat und helfen, die anderen Kräuter gut zu vertragen.

W96, WEIDINGER-MISCHUNG NUMMER 96: „ENTSPANNE DAS ZWERCHFELL"

BAI JIE ZI	Semen Sinapis Albae	33,33%
LAI FU ZI	Semen Raphani Sativi	33,33%
ZI SU ZI	Fructus Perillae Frutescentis	33,33%

W96 ist eine einfache, aber sehr effektive Mischung, um einerseits Atemnot zu vertreiben, andererseits das Zwerchfell zu entspannen und die Verdauungsblockade im Oberbauch, in Magen und Dünndarm aufzulösen. Diese Form des Asthmas ist durch ein Engegefühl im Brustkorb und im Oberbauch gekennzeichnet. Beides wird behandelt.

Zu den einzelnen Kräutern: Semen Sinapis Albae, BAI JIE ZI, weißer Senfsamen, ist scharf (scharf bewegt und ist gut für die Lunge), wärmt die Lunge und vertreibt Schleim. Semen Raphani Sativi, LAI FU ZI, der Rettichsamen, ist scharf und süß. Er regt vor allem die Fett- und Eiweißverdauung an (Daher isst man auch bei uns gerne Rettich zu einer Schweinshaxe. Vielleicht tut man das aber auch nur, um sein Gewissen zu beruhigen, weil man etwas Gesundes isst.), löst Schleim, beseitigt Stagnationen des gesamten Verdauungsapparates mit Völlegefühl, Übelkeit, Erbrechen und Blähungen und senkt das Qi ab (er leitet den Verdauungsprozess in die richtige Richtung: hinunter). Fructus Perillae Frutescentis, ZI SU ZI, die Frucht der Schwarznessel, zerstreut Schleim und stellt die normale Flussrichtung des Lungen-Qi, nämlich nach unten, wieder her. So verschwindet die Atemnot.

Eine sehr wichtige Mischung der Chinesischen Medizin ist die Folgende:

W12, WEIDINGER-MISCHUNG NUMMER 12: „HARMONIE DER MITTE" (ENTGIFTETES BAO HE WAN)

SHAN ZHA	Fructus Crataegi	38,00%
SHEN QU	Massa Medica Fermentata	12,00%
LAI FU ZI	Semen Raphani Sativi	8,00%
MAI YA	Fructus Hordei Vulgaris Germinatus	6,00%
CHEN PI	Pericarpium Citri Reticulatae	6,00%
XUAN FU HUA	Flos Inulae	12,00%
FU LING	Sclerotium Poriae Cocos	12,00%
LIAN QIAO	Fructus Forsythiae Suspensae	6,00%

Die Mischung löst „Nahrungsstagnation“ im Magen auf. Es fühlt sich so an, als wenn Ihnen das Essen schwer im Magen liegt und nicht verdaut werden würde. Wenn Sie unter Atemnot leiden und das vor allem, weil sich das Zwerchfell wegen der Kugel in Ihrem Oberbauch nicht entfalten kann, dann ist W12 Ihre Mischung. Die einzelnen Kräuter sind allesamt Verdauungshilfen.

W97, WEIDINGER-MISCHUNG NUMMER 97: „BEFEUCHTE LUNGE UND MAGEN“

BEI SHA SHEN	Radix Glehniae Littoralis	20,00%
MAI MEN DONG	Tuber Ophiopogonis Japonici	20,00%
YU ZHU	Rhizoma Polygonati Odorati	15,00%
LU GEN	Rhizoma Phragmitis	15,00%
SANG YE	Folium Mori Albae	11,00%
BAI BIAN DOU	Semen Dolichoris Lablab	11,00%
GAN CAO	Radix Glycyrrhizae Uralensis	8,00%

W97 ist eine stark aufbauende und befeuchtende Mischung. Sie regeneriert die Schleimhäute der Lunge und des Magens, so gut sie kann. W97 ist eine Mischung für ein Asthma, das seit vielen Jahren besteht, und für Menschen mit COPD, mit chronisch obstruktiver Lungenkrankheit, wie sie durch verschiedenste Reizstoffe, Chemikalien und Zigarettenrauch, diesen über Jahre ausgesetzt, aber auch ohne erkennbare Ursache entstehen kann.

Zu den einzelnen Kräutern: Die ersten drei Kräuter, 1. Radix Glehniae, BEI SHA SHEN, die Glehnia-Wurzel, 2. Tuber Ophiopogonis, MAI MEN DONG, die Schlangenbartwurzel, 3. Rhizoma Polygonati, YU ZHU, der wohlriechende Weißwurzwurzelstock, bauen das Yin, also die Substanz von Lunge und Magen auf, befeuchten die Schleimhäute und wirken dadurch hustenstillend, falls dem Husten Trockenheit zugrunde liegt. Rhizoma Phragmitis, LU GEN, der Schilfrohrwurzelstock, klärt Magen- und Lungenhitze, vertreibt also eine Entzündung aus Lunge und Magen. Folium Mori Albae, SANG YE, das Maulbeerblatt, klärt ebenfalls Hitze aus der Lunge und befeuchtet sie. Semen Dolichoris Lablab, BAI BIAN DOU, die Helmbohnensamen, zusammen mit der Süßholzwurzel, GAN CAO, stärken die Milz und helfen bei der Verdauung der Kräuter.

Die genannten Mischungen kümmern sich allesamt direkt um die Atemnot. Doch Sie kennen bereits die Hauptursachen, weshalb viele von uns nicht gut und entspannt atmen können, weshalb viele von uns den Eindruck haben, nicht genug Luft zu bekommen:

Die Ursache Nummer eins dafür ist der Wind in unserem Leben, der Stress, und die Leber, die sich darüber ärgert. Dadurch verkrampft sich der ganze Körper: Die Krämpfe können auf die Bronchien, auf den Magen, den Darm und die Gebärmutter im Rahmen der Menstruation übergehen. Herzschlag und Atemfrequenz rasen in die Höhe, der Hun knurrt, dass es eine Freude ist, und irgendwie sieht es so aus, als würden Sie vor dem Löwen campieren. Entscheidend für die Diagnose, ob Beschwerden auf Stress zurückzuführen sind, ist die Frage, ob die Beschwerden unter Stress und Belastung mehr werden und weniger, wenn Sie aus dem heftigen Wind Ihres Lebens gehen.

Ursache Nummer zwei ist die müde Mitte, der Milz-Qi-Mangel, weil Sie Ihr Leben nicht verdauen können. Weder Ihr Essen (zu schnell, zu kalt, zu viel, zu unregelmäßig oder einfach nur Dreck ...), noch Ihren Chef, Ihre Gefühle und Gedanken, und so weiter und so weiter.

Für beides gibt es großartige Kräutermischungen. Aber diese zu nehmen ist kein Freilos, nichts in und an Ihrem Leben zu ändern! Gehen Sie aus dem Wind raus. Bewegen Sie sich täglich. Finden Sie wieder die Freude im Leben. Verdauen Sie Ihr Leben. Essen Sie gut und langsam und regelmäßig und nicht zu viel. Trinken Sie Wasser. Und atmen Sie bewusst!

Mischungen, die die Leber entspannen – unabhängig davon, ob Sie Atembeschwerden haben oder nicht

W22, WEIDINGER-MISCHUNG NUMMER 22: „DIE VOLL GESPANNTE LEBER" (CHAI HU SHU GAN SAN; BUPLEURUM DEKOKT, WELCHES DIE LEBER VERTEILT)

CHEN PI	Pericarpium Citri Reticulatae	19,00%
CHAI HU	Radix Bupleuri	19,00%
CHUAN XIONG	Radix Ligustici Wallichii	14,00%
ZHI KE	Fructus Citri Aurantii	14,00%
BAI SHAO YAO	Radix Paeoniae Lactiflorae	14,00%
ZHI GAN CAO	Radix Glycyrrhizae Uralensis (grillé au miel)	6,00%
XIANG FU	Rhizoma Cyperi	14,00%

W22 entspannt Ihre Leber und Ihren Hun, vor allem, wenn Sie der typische Manager-Typ sind: viel Kraft, aber ständig über die eigenen Grenzen gehen! Die Kräuter der Mischung sind durchgehend spannungslösend und blutaufbauend, damit sich der Hun beruhigt.

W23, WEIDINGER-MISCHUNG NUMMER 23: „FREE AND EASY" (XIAO YAO SAN, PULVER DER HEITEREN GELASSENHEIT)

CHAI HU	Radix Bupleuri	17,50%
DANG GUI	Radix Angelicae Sinensis	17,50%
BAI SHAO YAO	Radix Paeoniae Lactiflorae	17,50%
BAI ZHU	Rhizoma Atractylodis Macrocephalae	17,50%
FU LING	Sclerotium Poriae Cocos	17,50%
ZHI GAN CAO	Radix Glycyrrhizae Uralensis	8,50%
BO HE	Herba Menthae Haplocalycis	4,00%

W23, der Name ist Programm: „Free and easy". Ursprünglich als Mischung gegen Regelbeschwerden entwickelt, wofür sie noch immer großartig wirkt, verwenden diese im Sinne der Gleichberechtigung auch Männer. Das Besondere an dieser Mischung ist: Sie behandelt sowohl die angespannte Leber, unseren nicht bewältigten Stresspegel, als auch die müde Milz, die Erschöpfung des Verdauungsapparates, und verwendet dabei nur ein einziges entspannendes Kraut, nicht so wie W22. Radix Bupleuri, CHAI HU, die Hasenwurz, entspannt. Der Rest baut auf: Qi und Blut. Noch ein bisschen Minze (Herba Menthae, BO HE) für den kühlen Kopf, den Sie bewahren sollen, und fertig ist die Rezeptur.

Aber Achtung: Nutzen Sie die neu gewonnene Energie und die große Gelassenheit nicht, um noch mehr zu arbeiten!

W24, WEIDINGER-MISCHUNG NUMMER 24 „ENTSPANNTER BAUCH" (TONG XIE YAO FANG, REZEPTUR FÜR SCHMERZHAFTEN DURCHFALL)

CHAO BAI ZHU	Rhizoma Atractylodis Macrocephalae Praeparata	40,00%
CHAO BAI SHAO YAO	Radix Paeoniae Lactiflorae Praeparata	26,50%
CHAO CHEN PI	Pericarpium Citri Reticulatae Praeparata	20,00%
FANG FENG	Radix Ledebouriellae Divaricatae (auch: Radix Saposhnikoviae Divaricatae)	13,50%

W24 nimmt die krampfartigen Schmerzen aus dem Bauch heraus, egal, ob dahinter eine entzündliche oder eine funktionelle Darmerkrankung steht. Der Auslöser ist Stress. W24 heilt nicht die Entzündung, die vielleicht dahintersteckt. Die gehört in die Hand eines Spezialisten. Aber sie nimmt die Schmerzen und die Krämpfe. Die Kräuter sind aufbauend und entspannend. Radix Ledebouriellae, FANG FENG, die Ledebouriella-Wurzel, die auch auf den neuen lateinischen Namen Radix Saposhnikoviae hört, ist dabei eines der wichtigsten Anti-Wind-Kräuter, westlich gedacht Anti-Stress-Kräuter, in der Chinesischen Medizin, wobei FENG Wind heißt.

Mischungen, die die müde Mitte und die müde Lunge aufbauen – unabhängig davon, ob Sie Atembeschwerden haben oder nicht

W9, WEIDINGER-MISCHUNG NUMMER 9: „JADE-WINDSCHUTZ" (MODIFIZIERTES YU PING FENG SAN)

HUANG QI	Radix Astragali Membranacei	40,00%
BAI ZHU	Rhizoma Atractylodis Macrocephalae	30,00%
FANG FENG	Radix Ledebouriellae Divaricatae (auch: Radix Saposhnikoviae Divaricatae)	30,00%

W9 ist eine großartige Mischung, um das Milz-Qi zusammen mit dem Lungen-Qi zu stärken und dabei vor Wind zu schützen. Mit Wind meint man in dem Fall nicht nur den Schutz vor Stress, sondern auch vor viralen Infektionen und Allergien. W9 ist damit eine der wichtigsten Mischungen für Allergiker und Infektanfällige, schützt aber generell den Organismus in der Infektzeit vor Infektionen, vor allem durch Viren. In der Coronazeit war sie weltweit die Nummer eins der chinesischen Kräutermischungen zum Schutz vor einer Coronainfektion. Dabei kommt die Mischung mit drei Kräutern aus: Radix Astragali, HUANG QI, die mongolische Tragantwurzel, stärkt nicht nur das Milz-, sondern auch das Lungen-Qi und das gesamte Immunsystem, was man im Blut nachweisen konnte: die weißen Blutkörperchen, Eckpfeiler des Immunsystems, steigen unter ihrem Einfluss deutlich an. Das zweite Kraut, Rhizoma Atractylodis Macrocephalae, der großkopfige Atractylodis, stärkt zusätzlich die Milz, und FANG FENG kennen Sie bereits als wichtiges Anti-Wind-Kraut.

W16, WEIDINGER-MISCHUNG NUMMER 16: „QI-HEBER DER MITTE" (MODIFIZIERTES BU ZHONG YI QI TANG)

HUANG QI	Radix Astragali Membranacei	26,00%
DANG SHEN	Radix Codonopsitis	20,00%
BAI ZHU	Rhizoma Atractylodis Macrocephalae	12,00%
ZHI GAN CAO	Radix Glycyrrhizae Uralensis (grillé au miel)	5,00%
DANG GUI	Radix Angelicae Sinensis	12,00%
CHEN PI	Pericarpium Citri Reticulatae	10,00%
GE GEN	Radix Puerariae	5,00%
CHAI HU	Radix Bupleuri	10,00%

W16, beziehungsweise die dahintersteckende klassische Mischung des Bu Zhong Yi Qi Tang, „Hebe-das-Qi-der-Mitte-Mischung“, ist wohl eine der berühmtesten Mischungen in der Chinesischen Medizin. In China wird ihr nachgesagt, dass sie Sterbende wieder zum Leben erweckt. Im übertragenen Sinne stimmt das auch: W16 ist unsere wichtigste Mischung bei tiefer Erschöpfung durch eine müde Mitte. Jemand, der Atemnot hat, ist quasi zu erschöpft, um zu atmen. W16 ist die wichtigste Mischung zur Behandlung der Erschöpfung und der Rekonvaleszenz nach einem Infekt, auch beim sogenannten Post-Covid-Syndrom.

Müdigkeit und Erschöpfung, auch im Rahmen des Burnouts, hat chinesisch zwei große Ursachen: die Leber-Spannung und die müde Mitte. Die zwei können Sie ganz leicht voneinander unterscheiden: Kommt Ihre Müdigkeit von einer Anspannung, von zu viel Stress und das über eine längere Zeit, wird Ihre Müdigkeit besser werden, wenn Sie sich bewegen. Ihr Qi ist dann nur blockiert, aber nicht zu wenig. Von den Mischungen her wählen Sie dann zwischen W22, W23 oder W24. Liegt Ihrer Müdigkeit ein Qi-Mangel zugrunde, weil Ihre Mitte so müde ist, dann werden Ihre Beschwerden bei Bewegung noch verstärkt werden. Ihnen fehlt dann tatsächlich das Qi und das gehört aufgebaut, mit chinesischen Kräutern zum Beispiel mittels W9 oder W16.

Mischungen bei Erkrankungen der Haut

Da die Haut Teil der Lunge ist, sind Hautveränderungen Hinweise auf eine Lungenproblematik. Darum nehmen wir sie sehr ernst. Geht es um Rötungen, dann liegt Hitze und Entzündung vor, geht es um Bläschen, dann liegt feuchte Hitze vor, geht es um Mitesser, Pusteln und Abszesse, dann geht es um sehr viel Hitze (die sogenannte „toxische Hitze"), geht es um Juckreiz, dann steckt Wind in der Haut und die Leber ärgert die Lunge.

W28, WEIDINGER-MISCHUNG NUMMER 28: „VOLLSCHÖNE KÜHLE HAUT"

PU GONG YING	Herba cum Rad. Taraxaci	25,00%
ZAO JIAO CI	Spina Glediciae Sinensis	22,00%
ZI HUA DI DING	Herba Violae Yedoensitis	18,50%
PI PA YE/Ersatz: YIN XING YE, TING LI ZI, SANG YE	Folium Eriobotryae	24,50%
DA ZAO	Fructus Jujubae	5,00%
GAN CAO	Radix Glycyrrhizae	5,00%

W28 wendet man bei verschiedensten Formen der Akne, mit großen und kleinen Mitessern, in Gesicht und dem oberen Bereich des Körpers und bei Hautabszessen an. Diese Mischung ist eine effektive Entgiftung für die Haut, mit Kräutern wie dem Löwenzahn (Herba cum Radice Taraxaci, PU GONG YING) oder dem Chinesischen Veilchen (Herba Violae Yedoensitis, ZI HUA DI DING).

W98, WEIDINGER-MISCHUNG NUMMER 98: „STILLE DEN JUCKREIZ"

BAI JI LI	Fructus Tribuli	40,00%
CHAN TUI	Periostracum Cicadae	30,00%
BAI SHAO YAO	Radix Paeoniae Lactiflorae	30,00%

W98 ist eine Erfahrungsmischung aus meiner Arztpraxis, welche schon vielen Eltern von Neurodermitis-Kindern das Leben deutlich erleichtert hat. Die Mischung kann man bei allen Arten von Haut- und Augenjucken verwenden, wobei Entzündungen, Allergien und Trockenheit die häufigsten Ursachen sind.

Die Mischung kommt mit drei Kräutern aus: Fructus Tribuli, BAI JI LI, die Burzeldornfrucht, vertreibt Leber-Wind und damit den Juckreiz. Periostracum Cicadae, CHAN TUI, ist der Panzer der Zikaden, den diese freiwillig abwerfen, um sich zu häuten. Aufgesammelt werden sie ausgekocht und als starkes juckreizstillendes Mittel eingesetzt. Nebenbei: Sie haben eine starke Wirkung gegen Krebszellen, was gerade Gegenstand der Forschung ist. Radix Paeoniae, BAI SHAO YAO, die Wurzel der Chinesischen Pfingstrose, baut das Blut auf und befeuchtet dadurch Haut und Augen. Zudem entspannt sie die Leber. Ein großartiges Kraut, vor allem auch für Kinder.

W99, WEIDINGER-MISCHUNG NUMMER 99: „STARKE MISCHUNG GEGEN FEUER“

LONG DAN CAO	Radix Gentianae	9,00%
ZHI ZI	Fructus Gardeniae Jasminoidis	11,00%
HUANG QIN	Radix Scutellariae Baicalensis	11,00%
ZE XIE	Rhizoma Alismatis Orientalis	16,00%
CHE QIAN ZI	Semen Plantaginis	14,00%
DANG GUI	Radix Angelicae Sinensis	11,00%
SHU DI HUANG	Radix Rehmanniae Praeparata	14,00%
CHAI HU	Radix Bupleuri	8,50%
GAN CAO	Radix Glycyrrhizae Uralensis	5,50%

W99 ist eine starke und effektive Mischung, um Entzündungen im Körper, Chinesisch „Hitze“ und „starke Hitze“, auch Feuer genannt, zu behandeln. Dabei kann die Entzündung als großflächige Rötung und Ausschlag in der Haut stecken, im Magen oder im unteren Bereich des Körpers. Es ist eine starke Mischung bei verschiedenen Symptomen einer vollen, überspannten Leber, einer großen seelischen und stressbedingten Überlastung, wobei die Beschwerden von hochrotem Kopf über Kopfschmerzen, Hyperventilation und Atemlosigkeit bis zu diversen Entzündungen im Körper oder auch einem Harnwegsinfekt gehen können.

Zu den einzelnen Kräutern: Radix Gentianae, LONG DAN CAO, die kahle Enzianwurzel, ist eine extrem bittere und kalte Arznei, die Feuer aus Leber und Gallenblase absenkt und feuchte Hitze aus dem unteren Drittel des Körpers leitet. Fructus Gardeniae, ZHI ZI, auf Deutsch Gelbbeere oder Jasminglanz, und Radix Scutellariae, HUANG QIN, das Baikal-Helmkraut, unterstützen Gentiana dabei. Rhizoma Alismatis, ZE XIE, der Froschlöffel, und Semen Plantaginis, CHE QIAN ZI, die Plantaginis-Samen, leiten Hitze und feuchte Hitze, also die Entzündungen, über den Harn ab. Die bitteren und kalten Arzneien in der Mischung trocknen und kühlen, sodass zum Ausgleich zwei Kräuter in die Mischung kommen: Radix Angelicae Sinensis, DANG GUI, die Wurzel der Chinesischen Engelwurz, baut das Blut auf und wärmt, Radix Rehmanniae, SHU DI HUANG, die Wurzel der Braunwurz, baut Blut und Yin auf und befeuchtet. Radix Bupleuri, CHAI HU, die Hasenwurz, entspannt die Leber und leitet alle Arzneien zu ihr, damit eines im Körper klar ist: Es geht um die Leber, um Stress! Am Schluss gibt es wieder ein bisschen Süßholz, um die Mischung abzurunden.

Glutenverzicht und Mischung bei Autoimmunerkrankungen

Wenn das Immunsystem verrücktspielt und beginnt, die eigenen Zellen zu zerstören, geht es in der TCM wieder um die Lunge! Fast alle Autoimmunerkrankungen beginnen im Dickdarm, dem Hohlorgan der Lunge.

Heute wissen wir, dass verschiedene Nahrungsbestandteile, vor allem das Gluten, das Weizeneiweiß und Eiweiß aus weizenverwandten Getreiden, jene Kaskade im Körper lostreten, die in verschiedensten Autoimmunerkrankungen resultieren.

Wir alle können Gluten nicht verdauen!

Gluten, das Weizeneiweiß, kommt nicht nur im Weizen, sondern in verschiedenen Getreidesorten wie Gerste, Dinkel, Roggen und Triticale vor. Andere Lebensmittel werden im Darm zerlegt und die Einzelbestandteile durch die Darmzellen kontrolliert aufgenommen. Nicht so das Gluten. Gluten drängt sich zwischen den Darmzellen hindurch und macht den Darm löchrig, was wir als leaky gut, löchrigen Darm, bezeichnen. Durch diese Löcher können dann viel größere Moleküle aus dem Darmlumen ins Blut gelangen, die unser Immunsystem überfordern, sodass es beginnt, Fehler zu machen: Auf einmal verwechselt es „eigen“ und „fremd“, reagiert über und deklariert körpereigene Strukturen als „fremd und feindlich“. Die Selbstzerstörung beginnt ...

Bis vor 40, 50 Jahren war das Gluten noch kein Problem. Der Anteil im Getreide war so gering, dass unser Immunsystem und unsere körpereigenen Reparaturmechanismen die Löcher im Darm leicht reparieren und die fremden, eingedrungenen Moleküle leicht wegräumen konnte. Durch neue Getreidezüchtungen mit einem viel höheren Anteil an Gluten und der generell vermehrten Verwendung von Gluten in unseren Nahrungsmitteln wird unser Immunsystem aber überlastet und Autoimmunerkrankungen steigen rapide an.

Also, falls Sie eine Autoimmunerkrankung haben, egal wie diese heißt, ob Morbus Hashimoto oder Lupus Erythematodes, ob Morbus Crohn oder Colitis Ulcerosa, Maßnahme Nummer eins für Sie sollte sein, Gluten völlig aus Ihrer Nahrung zu streichen!

Und auch all jene, die zwar keine Autoimmunerkrankung haben, aber feststellen, dass irgendeine andere, komische Sache im eigenen Körper am Laufen ist mit den Symptomen Entzündungen, Müdigkeit, Erschöpfung, Konzentrationsstörung, Allergien, diversen Schmerzen und seelischer Überlastung: Verzichten Sie einmal vier Wochen lang auf Gluten! Falls es Ihnen dann deutlich besser geht, wissen Sie, was zu tun ist.

In der TCM macht Gluten eine müde Mitte, die sich dann nicht gut um ihr Kind, die Lunge, kümmert. Meist sind die Symptome der Autoimmunerkrankungen diverse Entzündungen zusammen mit Müdigkeit, Erschöpfung, Depression. Das bedeutet für Sie:

1. Gluten weglassen!
2. Lieb sein zur Mitte!
3. Achtsam Atmen!
4. Alles tun, was die Lunge zusätzlich stärkt! Denn wenn Sie die Lunge stärken, stärken Sie das Immunsystem!

Falls Sie dies zusätzlich mit chinesischen Kräutern unterstützen wollen, wählen Sie jene Mischungen, die wir gerade besprochen haben, je nach Symptomen: um die Leber zu entspannen: W22, W223 oder W24, um die Mitte und das Immunsystem zu stärken: W9, W12 oder W16, oder unsere spezielle Autoimmun-Mischung:

W29, WEIDINGER-MISCHUNG NUMMER 29: „HASHIMOTO & CO ADE! (TURBO)"

SHAN YAO	Rhizoma Dioscoreae	12,00%
FU LING	Sclerotium Poriae Cocos	10,00%
KU SHEN	Radix Sophorae Flavescentis	10,00%
CHEN PI	Pericarpium Citri Aurantii	8,00%
XIAN MAO	Rhizoma Curculiginis	10,00%
NU ZHEN ZI	Fructus Ligustri Lucidi	10,00%
HAN LIAN CAO	Herba Ecliptae	10,00%
TU SI ZI	Semen Cuscutae Sinensis	10,00%
KUN BU	Thallus Laminariae	10,00%
HAI ZAO	Herba Sargassi	10,00%

Diese Mischung behandelt alle Ebenen einer Autoimmunerkrankung, speziell der bei uns häufigsten, der Hashimoto-Schilddrüsenentzündung: Sie stärkt die Milz, stärkt das Yin und das Jing, leitet Feuchtigkeit und feuchte Hitze aus, entspannt die Leber und löst Blockaden, vor allem in der Schilddrüse.

Mischung bei psychosomatischen Erkrankungen

Sie wissen bereits, dass Psychosomatik ein Thema des Geistes der Lunge ist, des Po. Er macht alles, was es seelisch an Problemen geben kann, körperlich. Fast immer geht es um zu viel Stress und Belastung im Leben, seelisch und körperlich. Sie wissen, ich kann ein Lied davon singen. Dann kann es direkt zu Lungensymptomen wie Asthma oder chronischem Husten kommen, aber auch zu Allergien, zu hohem Blutdruck, zu Magen- oder Darmbeschwerden, zu Schlaflosigkeit und Erschöpfung. Die Liste können sie beliebig fortsetzen. Entscheidend ist, dass der Druck über die Psyche den Körper krank macht. Das gilt es zu durchbrechen! Und dafür haben Sie bereits alle Werkzeuge! Die Ernährung, Ihr tägliches Bewegungsprogramm, den bewussten Atem und Menschen, denen Sie sich anvertrauen können und die Ihnen helfen, den Teufelskreis aus Psyche und Körper zu durchbrechen. Vielleicht bringt Sie auch eine Psychotherapie weiter. Der Vorteil jeder Psychotherapie: Sie lernen sich besser kennen, und das ist oft eine sehr spannende Erfahrung.

Bei den Kräutermischungen denken Sie an alle obigen oder wählen Sie DIE Muttermischung aller Psychosomatik, W27:

W27, WEIDINGER-MISCHUNG NUMMER 27: „SEELE-LUNGE“

BAI HE	Bulbus Lilii	30,00%
BAI SHAO YAO	Radix Paeoniae Lactiflorae	25,00%
SUAN ZAO REN	Semen Zizyphi Spinosae	5,00%
E ZHU	Rhizoma Curcumae Zedoariae	10,00%
MU XIANG	Radix Saussureae/Aucklandiae	10,00%
LAI FU ZI	Semen Raphani	10,00%
DA ZAO	Fructus Jujubae	5,00%
GAN CAO	Radix Glycyrrhizae	5,00%

W27 eignet sich für alle psychosomatischen Störungen, vor allem, wenn die Lunge, die Leberspannung oder die müde Mitte im Vordergrund stehen. Anhand dieser wichtigen Mischung möchte ich Ihnen gleich demonstrieren, wie wir in der TCM denken:

An erster Stelle, dem „Kaiserkraut“, steht Bulbus Lilii, BAI HE, die Zwiebel der Chinesischen Lilie. Sie schmeckt süß, nährt das Yin von Lunge und Magen, beruhigt den Po und auch den Shen. Sie wissen bereits, dass bei uns im Westen Asthma bronchiale fast immer eine Erkrankung der Milz mit Symptomen in der Lunge ist. Warum sollte es beim Po anders sein? Also geben wir Kräuter, die die Milz stärken und gleichzeitig die Lunge unterstützen: Semen Raphani, LAI FU ZI, der Rettichsamen, ist scharf und süß und seine Wirkung kennen Sie vom Schweizerhaus in Wien oder dem Oktoberfest in München: Wenn man eine Stelze (im Schweizerhaus) oder eine Schweinshaxen (beim Oktoberfest) verspeist, sollte man immer Rettich dazu essen! Rettich und auch seine Samen (die sind dann noch ein bisschen ölig und besser für das Yin) erleichtern die Fettverdauung und lösen Nahrungsklumpen im Magen auf. Diese entstehen, weil Sie viel zu schnell essen, entweder, weil es so gut schmeckt oder weil Sie sich wie ein Hund fühlen, der Angst hat, dass die anderen Hunde ihm die Haxe wegnehmen. LAI FU ZI ist also das typische Magen-Milz-Kraut. Durch seinen scharfen Geschmack klärt er die Sinne des Po und die Wege der Lunge. Fructus Jujubae, DA ZAO, die Chinesische Dattel, ist süß und warm und stärkt das Zhong Qi, das „Mitte-Qi“, also das Qi von Magen und Milz. Gleichzeitig stärkt DA ZAO das Blut und beruhigt und entspannt die Geister, vor allem den Geist des Herzens Shen und den Geist der Lunge Po. Außerdem beruhigt DA ZAO das Schwitzen. GAN CAO, Radix Glycyrrhizae, das Süßholz, stärkt mit seinem süßen Geschmack die Milz und verleiht der Mischung einen „Retard-(Verlangsamungs-)Effekt“: Alles wird schön langsam, die Wirkung und die Geister. Wir haben jetzt bereits den Po verankert und die Lunge gestärkt (BAI HE), haben seine Mutter gekräftigt und unterstützt (LAU FU ZI, DA ZAO, GAN CAO). Jetzt ist es an der Zeit, das „flüssige Yin“, das Blut, zu nähren und zu kühlen, was Radix Paeoniae Lactiflorae, BAI SHAO YAO, die Wurzel der Pfingstrose, wunderbar macht und dabei sogar die Leber entspannt. Die Wurzel der Pfingstrose ist aus meiner Erfahrung eines der wichtigsten Kräuter für uns hier im Westen. Sie löst geistige wie körperliche Spannung und Krämpfe gleichermaßen und kräftigt dabei das Blut. Da aber die Leberspannung bei psychosomatischen Problemen immer hauptverantwortlich ist für den Großteil der Symptome, verwende ich in dieser Mischung extra noch einen Qi- und einen Blutbeweger (damit es nur ja zu keiner weiteren Stagnation kommt): Als Qi-Beweger bietet sich Radix Aucklandiae an (was wörtlich übersetzt „duftendes Holz“ bedeutet), MU XIANG, die Alantwurzel, die ich in dieser Mischung hauptsächlich wegen seiner Qi-bewegenden (und damit leberentspannenden) Wirkung verwende. MU XIANG bewegt das Qi in der Leber und in Milz und Magen. Zudem bewegt es Blut im Magen (falls Sie als psychosomatisches Opfer den Magen wählen) und es beruhigt den Shen. Es löst auch Spasmen in den Bronchien (falls das psychosomatische Opfer wieder die Lunge ist). Und weil wir gerade bei der Bewegung sind, kommen wir gleich zu Rhizoma Curcumae Zedoaria, E ZHU, dem Zitwerwurzelstock oder einfach Curcuma. Er hat eine stark blutbewegende Wirkung, vor allem im Chong Mai, dem Durchdringungsgefäß, einem Wundermeridian, der durch die Mitte des Körpers verläuft und ganz viel mit Blut, Weiblichkeit, dem Zentrum des Körpers, dem Unterleib und der Menstruation zu tun hat. Mit der Verwendung von Curcuma in dieser Mischung erfülle ich eine Regel der Rezepturkunde, die besagt: „Alles, was man aufbaut, muss man bewegen!“ Da wir Blut mit BAI SHAO YAO aufbauen, bewegen wir dieses gleich mit E ZHU und behandeln gleichzeitig das „wahre Zentrum des Körpers“, den Chong Mai, um typische psychosomatische Probleme der Menstruation, Schmerzen des Unterleibs und generell Schmerzen des Bauches zu beheben. Uns

Männern kann das auch nicht schaden! Wir haben zwar keine Gebärmutter und keine Regel, aber einen Chong Mai! E ZHU ist auch ein wichtiges Magentherapeutikum und behandelt außerdem knotige Akne (tiefe Mitesser der Haut), die typischerweise bei Lungenschwäche und Psychosomatik auftritt. Schließlich haben wir noch Semen Zizyphi Spinosae, SUAN ZAO REN, die wilden Dornkirschensamen, das wichtigste Kraut, um den Shen zu beruhigen und das Herzblut aufzubauen. Leider ist er teuer und daher verwenden wir nur wenig von ihm, um die blutstärkende Wirkung der Pfingstrose auch in Richtung Herz zu lenken, damit unser Shen wieder strahlen kann. So, und damit sind alle Punkte für eine gute psychosomatische Rezeptur erfüllt!

Mischungen bei Depression und Atmung

Erinnern Sie sich, was wir über die Emotionen gesagt haben? Wenn es Ihnen gut geht, dominiert keine Emotion. Sie halten sich die Waage. Sie fühlen sich einfach gut. Wenn ein Organ oder dessen Geist eine Emotion verstärkt oder abschwächt, ist das, wie wenn die beiden eine weiße Fahne in die Luft strecken und damit herumwedeln: „Stopp! Hilfe! Ich kann nicht mehr!" Zusätzlich verändert sich der Atem.

Schwingen die Leber und der Hun die Fahne, dominieren die Gefühle Wut und Aggression. Körper und Geist fühlen sich blockiert und gestaut an. Die Atmung wird schneller und flacher sein, wie wir es von der Hyperventilation bei chronischem Stress kennen. Von den Kräutern her wählen Sie zwischen W22, W23 und W24.

Schwingen das Herz und der Shen die Fahne, kommt es auch zu körperlichen Herzproblemen wie Herzstolpern, rasendem Herzschlag oder Engegefühl in der Brust. In der westlichen Sichtweise entspricht das oft einer Panikattacke, sollte aber vom Herzspezialisten, dem Kardiologen, abgeklärt werden. Wenn der Shen fehlt, fehlt die Lebensfreude, das zielgerichtete Handeln, der Sinn im Leben. Die Atmung kann genauso wie bei der Leber-Störung schnell und flach sein, aber auch resigniert und langsam, weil der Atemantrieb fehlt. Man kann das mit chinesischen Kräutern wie der W25, den W-Mischungen 90 bis 94 behandeln, wie ich es in dem Buch „Frei und glücklich" beschreibe.

Aber machen wir uns nichts vor. Es gibt nichts, das Sie schlucken können und Sie sind wieder glücklich!

Diesem Irrtum unterliegen all jene, die ihr Glück in Drogen und Medikamenten suchen. Das Glück finden Sie, indem Sie wieder am Leben teilnehmen, indem Sie Ihr derzeitiges Leben hinterfragen und Änderungen setzen, die Ihnen Spaß machen, die Ihrem Leben einen Sinn geben, die Sie mit lieben Menschen zusammenbringt. Warum, glauben Sie, fahre ich mit dem Schlitten und all unseren Hunden? Nur, um die Hunde zu bewegen? Nein, es macht einfach Spaß! Da bin ich wieder der kleine Junge, der mit der Rodel durch den Schnee pflügt, der sich freut, weil die Hunde auch so einen Spaß haben! Schöne und lustige Dinge müssen „nichts bringen", müssen uns menschlich nicht unbedingt weiterentwickeln, müssen dem Job nicht dienlich sein. Sie sollen einfach wieder aus tiefstem Herzen lachen können! Genau dort sitzt der Shen! Und wenn Sie es Ihrem Chef erklären wollen, sagen Sie einfach: „Das ist meine Burnout-Prävention!" Das zieht, weil im Burnout will Sie Ihr Chef sicherlich nicht sehen ...

Schwingen die Milz und der Geist Yi die weiße Fahne, dann haben Sie im Körper Probleme mit der Verdauung, mit dem Magen, mit Gewichtszunahme, mit Erschöpfung und Müdigkeit, die auch mit zwölf Stunden Schlaf nicht weggeht. Das ist der Qi-Mangel. Dazu kommen dann noch alle Probleme des Lungen-Qi-Mangels, weil sich die Mitte nicht um ihr Kind Lunge kümmern kann. Seelisch dominieren Sorge, Grübeln, Gedankenkreisen und Festkleben der Gedanken, was wir dem Schleim zuschreiben, dem Unverdauten, das im Körper liegen bleibt, weil Sie Ihr Leben nicht mehr verdauen können. Und wenn Sie ganz erschöpft sind, bleiben die Gefühle auch komplett aus. Auf die Frage: „Wie geht es dir?", antworten Sie dann: „Ich weiß es nicht. Ich spüre nichts!" Das ist der Qi-Mangel, und nichts leichter als das, dies zu beheben, oder? Denken Sie an die tägliche bewusste Ernährung und setzen Sie diese täglich um, denken Sie an die tägliche bewusste Atmung und machen Sie täglich Ihre 20 Minuten! Und verdauen Sie Ihr Leben, Ihre Beziehung, Ihre Kindheit, was auch immer. Lassen Sie sich helfen! Gerade der Schleim führt dazu, dass man einfach zu erschöpft und blockiert ist, irgendetwas im Leben zu verändern. Sie brauchen jemanden, der Sie motiviert und an der Hand nimmt, damit Sie wieder in die Gänge kommen. Von den Kräutermischungen her eignen sich vor allem W16 und W9, aber auch W23 und W24, weil immer auch eine Leber-Komponente dabei ist! Und die Atmung: Die ist genauso müde wie Sie: flach, seltener oder häufiger, aber vor allem gleich außer Atem bei der kleinsten Anstrengung.

Schwingen die Lunge und der Po die weiße Fahne, steht die Atemlosigkeit im Vordergrund und der angeschlagene Po eröffnet die Tore für alle Arten psychosomatischer Beschwerden. Hier sind das Lieb-sein-zur-Mitte und das bewusste Atmen die wichtigste Therapie! Wenn die Trauer und Traurigkeit dominieren, wird der Atem flach und sehr oberflächlich, die Ausatmung ist blockiert. Dafür haben Sie die Kräutermischungen gegen Asthma, dafür haben Sie die Seele-Lunge-Mischung W27. Noch eine ganz großartige Mischung in diesem Zusammenhang ist W86:

W86, WEIDINGER-MISCHUNG NUMMER 86: „STIMMUNG 5: LILI-SYNDROM" (BAI HE ZHI MU TANG)

BAI HE	Bulbus Lilii	68,00 %
ZHI MU	Radix Anemarrhenae Asphodeloidis	32,00 %

Lili-Syndrom bedeutet, dass dafür die Zwiebel der Lilie, Bulbus Lilii, BAI HE, das wichtigste Kraut ist. Ich gebe Ihnen ein Beispiel einer Patientin aus meiner Praxis für das Lili-Syndrom: Ein Mädchen wird von ihrem Großvater aufgezogen. Der Großvater stirbt und das Mädchen bekommt Asthma. Wie ich sie kennenlerne, wirkt sie abwesend, antwortet nur einsilbig auf meine Fragen, isst wenig, weil sie keinen Appetit hat, und beschreibt eine innere Unruhe. Ihre Trauer ist stark und erhält keine Möglichkeit, verarbeitet zu werden. Die Trauer bekommt keinen Raum zum Atmen. W86 ist so effektiv und doch so einfach: etwa zwei Drittel BAI HE und ein Drittel Radix Anemarrhenae, ZHI MU, die Muttergedenkenwurzel. BAI HE ist ein ganz sanft aufbauendes Yin-Tonikum für Lunge und Herz. Dabei kühlt es leicht, beruhigt den Po, den Geist der Lunge, repariert sanft das Lungengewebe, befeuchtet und fördert das Durchschlafen. ZHI MU kühlt die durch den Yin-Mangel entstandene Hitze im Körper, beruhigt und gleicht aus.

Diese zwei Kräuter zusammen behandeln Traurigkeit und Sorge, wenn Lunge und Herz geschwächt sind. Gleichzeitig fördert die Mischung das Durchschlafen und wirkt auch noch gut bei Wechselbeschwerden mit Hitze und vermehrtem Schwitzen.

Eine weitere Form der Depression, die die Lunge betrifft, ist das sogenannte Pflaumenkern-Syndrom, auch Globussyndrom genannt. Man hat das Gefühl, dass etwas im Hals steckt, wie ein Fremdkörper, auch als „Globusgefühl" bezeichnet. Die Enge im Hals kann zudem bedrohlich wirken. Chinesisch handelt es sich um die Blockade des Lungen- und Magen-Qi, und wenn es um Blockaden geht, geht es immer um die Leber, da diese ja für den „glatten Fluss aller Dinge sorgt“. Meine Erfahrungsmischung für dieses Syndrom möchte ich Ihnen an dieser Stelle übergeben:

W100, WEIDINGER-MISCHUNG NUMMER 100: „PFLAUMENKERN-SYNDROM“

DANG GUI	Radix Angelicae Sinensis	10,00%
BAI SHAO YAO	Radix Paeoniae Lactiflorae	35,00%
CHUAN XIONG	Radix Ligustici Wallichii	10,00%
BAI ZHU	Rhizoma Atractylodis Macrocephalae	10,00%
FU SHEN	Poria Paradicis (Achtung: nicht FU LING, (Poria Alba)	20,00%
ZE XIE	Rhizoma Alismatis Orientalis	15,00%

An erster Stelle stehen zwei blutaufbauende Kräuter, die Sie beide schon kennen: Radix Angelicae Sinensis, DANG GUI, die Chinesische Engelwurz, und Radix Paeoniae Lactiflorae, BAI SHAO YAO, die Wurzel der Pfingstrose. Blut beruhigt und stabilisiert. Gegen die Blockade ist Radix Ligustici, CHUAN XIONG, der Liebstöckelwurzelstock, drinnen, der Blut und auch Qi bewegt. Rhizoma Atractylodis Macrocephalae, BAI ZHU, der Großköpfige Atractylodis, stärkt die Milz und baut das Qi auf. Poria Paradicis, FU SHEN, die Kiefernschwammwurzel, leitet Feuchtigkeit aus und beruhigt, wie schon das Wort „Shen“ in seinem Namen ankündigt. Rhizoma Alismatis, ZE XIE, der Froschlöffel, leitet ebenfalls Feuchtigkeit aus. Feuchtigkeit erlebt man im Körper oft als Schwellungen wie Ödeme, in der Psyche macht sie „trübe Gedanken“ und den sogenannten „Hirnnebel“.

Schwingen Niere und ihr Geist Zhi die weiße Fahne, gibt es körperlich oft Rückenschmerzen, eine Osteoporose (im Knochen werden die Reserven gespeichert), Harnwegsinfekte, Wechselbeschwerden mit Hitze und vermehrtem Schwitzen und Schlaflosigkeit. Seelisch dominieren Ängste. Der Atem wird flach und kaum wahrnehmbar sein. Die Einatmung ist blockiert.

Wenn es diese Beschwerden gibt, kombiniert mit Hitze, handelt es sich meist um einen Nieren-Yin-Mangel. Für die Wechselbeschwerden kann die W86 helfen, wie Sie bereits gehört haben. Die Standarttherapie ist aber W18.

W18, WEIDINGER-MISCHUNG NUMMER 18: „FRAUEN-BLUT-MISCHUNG“ (MODIFIZIERTES TAO HONG SI WU TANG)

GOU QI ZI	Fructus Lycii	25,00%
NU ZHEN ZI	Fructus Ligustri Lucidi	15,00%
DANG GUI	Radix Angelicae Sinensis	17,50%
BAI SHAO YAO	Radix Paeoniae Lactiflorae	17,50%
CHUAN XIONG	Rhizoma Ligustici	15,00%
TAO REN	Semen Persicae	5,00%
HONG HUA	Flos Carthami	5,00%

Dabei werden Yin und Blut sanft aufgebaut und zusätzlich wird mit drei Kräutern das Blut bewegt, was vor allem auch bei Regelbeschwerden hilfreich ist.

W20, WEIDINGER-MISCHUNG NUMMER 20: „STARKER RÜCKEN, STARKE NIERE“

DU ZHONG	Cortex Eucommiae Ulmoidis	40,00%
BA JI TIAN	Radix Morindae	20,00%
GU SUI BU	Rhizoma Drynariae	15,00%
TU SI ZI	Semen Cuscutae Sin.	15,00%
CHUAN NIU XI	Radix Cyathulae	10,00%

Treten die Nierenbeschwerden mit Kälte auf, oft auch kombiniert mit Verdauungsproblemen, und wenn es darum geht, die Knochen zu stärken, handelt es sich um einen Nieren-Yang-Mangel. Die Standardmischung dafür ist W20. Die Kräuter stärken das Nieren-Yang und das Jing, bewegen Blut im Nierenbereich und lösen Schmerz im unteren Rücken auf.

Sowohl W18 als auch W20 behandeln die Atemstörung und die Depression quasi nebenbei mit.

Mischung für guten Schlaf

Ein großes Thema in unserer Gesellschaft ist der Schlaf. Prinzipiell sagen wir, dass man viel Herz-Blut braucht, um gut einschlafen zu können, und viel Lungen- und Nieren-Yin, um gut durchschlafen zu können. Wenn man schnarcht, ist das Lungen- und Magen-Qi blockiert, wenn man nachts Atemaussetzer hat (Apnoe), ist diese Blockade sehr groß.

Bevor wir uns die Kräuter ansehen, möchte ich vorher zwei Dinge ansprechen: Schlafhygiene und bewusstes Atmen!

Schlafhygiene

Der Schlaf muss geputzt und gewaschen werden wie unsere Zähne, wie unser ganzer Körper. Darum ist das Wort Schlafhygiene sehr passend. Schlafhygiene bedeutet, den Körper fertig zu machen, bereit zu machen, um schlafen zu gehen. Die Schlafhygiene beginnt damit, wie Körper und Geist am Abend des jeweiligen Tages ankommen. Wenn man zum Beispiel untertags keine oder zu wenige Pausen macht, kommt man am Abend zu Hause erschöpft, aber innerlich fahrig und überhitzt an. Diese drei Punkte sind erst einmal die Grundvoraussetzung, um abends zur Ruhe kommen zu können:

- Machen Sie untertags regelmäßig Pausen.
- Essen Sie am Abend nicht mehr schwer und nicht zu spät.
- Nehmen Sie ab dem späten Nachmittag keinen Kaffee oder Energydrink mehr zu sich.

Schlafhygiene bedeutet aber auch, sich am Abend nicht mehr mit Problemen zu beschäftigen und die Arbeit in der Arbeit zu lassen. Und es bedeutet, sich am Abend aktiv zu entspannen und nicht passiv berieseln zu lassen. Aktiv heißt: Gehen Sie noch eine Runde spazieren. Spielen Sie ein lustiges Gesellschaftsspiel. Legen Sie ein Puzzle. Lesen Sie ein entspannendes Buch. Meiden Sie Handy, Fernseher und Computer. Meist dominieren die Bildschirme sowieso den ganzen Tag. Und wenn Sie ins Licht schauen, in einen Bildschirm, machen Sie sich wach. Licht bedeutet „Tag".

Hören Sie ein Hörbuch, wenn Sie sich ins Bett legen. Dazu können Sie die Augen schließen, damit kein Licht über ihre Augen zu ihnen eindringt, dann schaltet Ihr Körper auf Nachtmodus. Und das aktive Zuhören macht Ihren Geist müde.

Versuchen Sie auch, einen konstanten Schlafrhythmus einzuhalten. So lernt der Körper, wann es Zeit ist, schlafen zu gehen.

Bewusstes Atmen

Wenn es ums Schnarchen und um die nächtlichen Atemaussetzer geht, sollten Sie abends noch Ihren Atem trainieren, zum Beispiel mit dem bewussten Atmen oder dem aktiven Atmen, wie in diesem Buch beschrieben (siehe Seite 49). Beim Schnarchen kann helfen, dass Sie sich in der Nacht den Mund mit einem Pflaster oder Ähnlichem zukleben. Wenn der Mund zu ist, fallen schon einmal einige Schnarcher weg. Dann gibt es noch die Kinnstütze. Das ist ein elastisches Band, das man zwischen Kopf und Unterkiefer spannt, damit der Unterkiefer nachts nicht herunterhängt. Auch das kann helfen. Falls Sie nicht weiterkommen und nach Ihren Nächten gerädert sind, gibt es noch die Möglichkeit, Ihren Schlaf im Schlaflabor zu analysieren und daraus eine gezielte Therapie abzuleiten.

Doch vorher lohnt sich ein Versuch mit chinesischen Kräutern:

W101, WEIDINGER-MISCHUNG NUMMER 101: „ANTI-SCHNARCH-MISCHUNG“

WU WEI ZI	Fructus Schizandrae	30,00%
ZI SU ZI	Fructus Perillae Frutescentis	15,00%
SHI JUE MING	Concha Haliotidis	10,00%
LONG GU	Os Draconi	10,00%
MU LI	Concha Ostrae	10,00%
CI SHI	Magnetitum	10,00%
DAI CHI SHI	Hämatitum (auch: Ocherum Rubrum)	10,00%
ZHI GAN CAO	Radix Glycyrrhizae Tostae	5,00%

W101 ist eine Erfahrungsmischung aus meiner Arztpraxis. Sie können sie bei jeder Form des Schnarchens probieren, aber auch bei Atemaussetzern. Diese sind meist Zeichen einer starken Blockade der Leber und dagegen sind fünf Kräuter in der Mischung. Wenn zusätzlich eine verstopfte Nase vorliegt, können Sie diese Mischung auch 1:1 mit der W4, dem Nasenputzer, kombinieren, und dann ebenfalls insgesamt zwei- bis dreimal täglich drei Gramm Granulat zu sich nehmen.

Zu den einzelnen Kräutern: Fructus Schizandrae, WU WEI ZI, die Chinesische Beerentraubenfrucht, ist der Kaiser dieser Mischung. Sie behandelt Asthma und Atemlosigkeit, stärkt das Immunsystem, beendet Schwitzen, besänftigt den Shen, aber vor allem aktiviert sie das Atemzentrum im verlängerten Mark, sodass die Atmung im Schlaf stabiler und kräftiger wird und die Muskeln im Rachenbereich nicht so stark erschlaffen. WU WEI ZI ist das einzige direkte Anti-Schnarch-Kraut in der TCM. Fructus Perillae Frutescentis, ZI SU ZI, die Schwarznesselfrucht, ist ein wichtiges Anti-Asthma-Kraut, das Lunge und Magen entspannt. Nun kommen fünf Muscheln und Mineralien, die alle das Ziel haben, alle Geister, vor allem den Shen des Herzens, den Po der Lunge, den Hun der Leber und den Yi der Mitte, zu beruhigen: 1. Concha Haliotidis, SHI JUE MING, die Seeohrenschalen; 2. Os Draconi, LONG GU, der Drachenknochen, ein Mineral; 3. Concha Ostrae, MU LI, die Austernschale; 4. Magnetitum, CI SHI, magnetischer Stein, ein eisenhaltiges Mineral; 5. Hämatitum, DAI CHI SHI, Eisenglanz. Jedes Einzelne ist gut ausgekocht. So entsteht ein „Dekokt", dem wird ein Kohlenhydrat, meist Maisstärke, zugesetzt, und das ergibt das Granulat.

Zum Schluss kommt noch etwas Süßholzwurzel dazu, um die Mischung verträglicher zu machen.

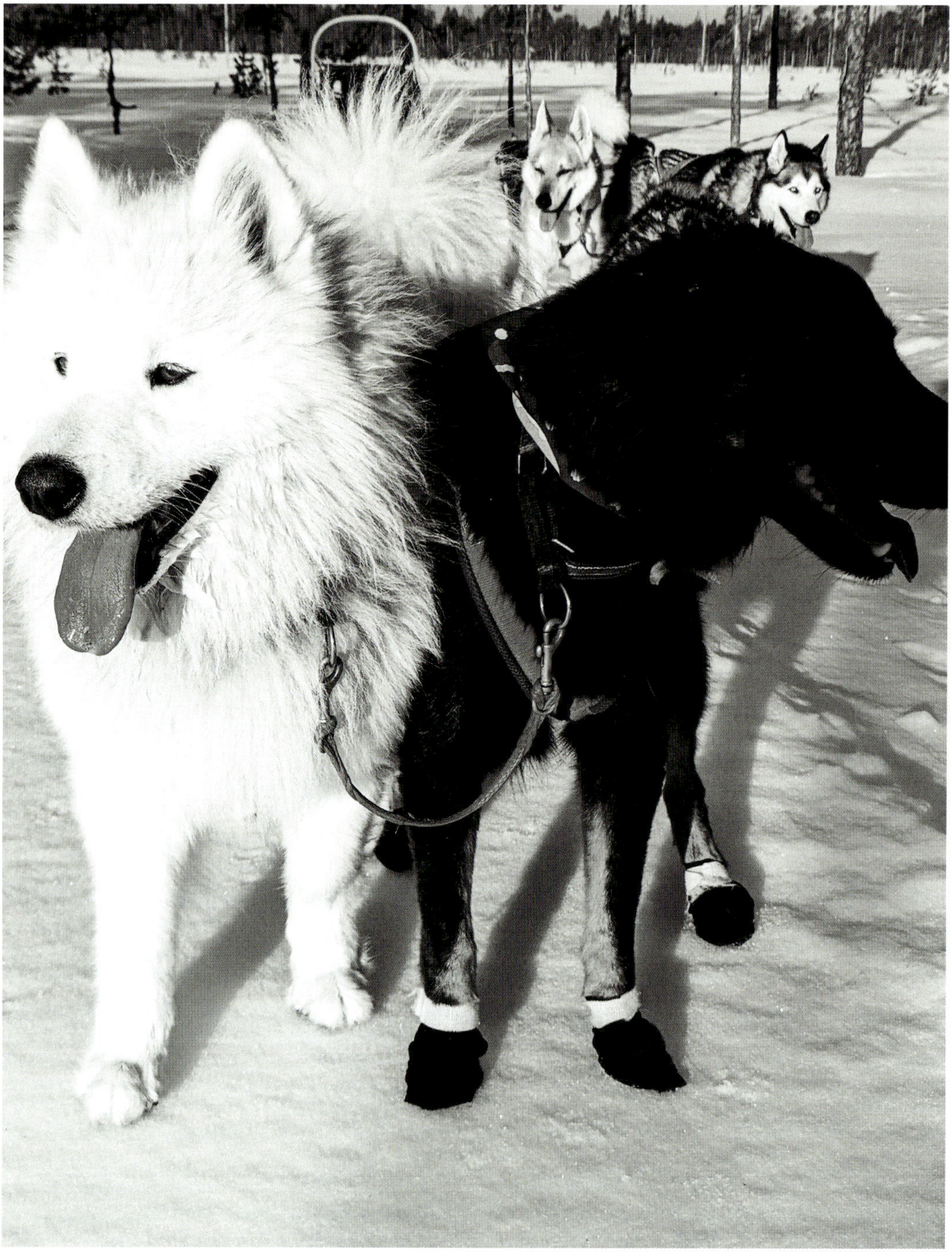

BURNOUT-PRÄVENTION, MEINE GESCHICHTE

Es reicht, dass ich einmal in meinem Leben ein Burnout hatte. Das war 2004. Ich hatte zuvor mein Asthma weitestgehend behandelt und meine neu entdeckte Energie dazu genutzt, unglaublich viel zu arbeiten. Das macht man so, wenn man gerade seine Selbstständigkeit aufgebaut hat und möchte, dass es gut weitergeht. Da vergisst man schon einmal, auf sich aufzupassen.

Was ich 2004 vergessen hatte, waren zwei Dinge, die mich mein Leben lang begleitet, gestärkt und beschützt hatten: die Musik und die Tiere. Ich begann das Klavier zu spielen, bevor ich schreiben konnte. Bald schrieb ich dann auch meine eigene Musik, und das ermöglichte es mir, in meine eigene Welt abzutauchen. 2004 hatte ich die Musik vergessen. Obwohl mich die Haare der Pferde lungenmäßig belastet hatten, waren Pferde doch ein integraler Bestandteil meines Soziallebens. Und auch meine Hündin Luna hatte ich bei meiner Mutter gelassen, als ich nach Wien ging. Dort gab es also die Praxis, die Arbeit, mein neues Leben. Und es brauchte auch einige Zeit, wie wahrscheinlich bei den meisten von uns, um die Partnerin für mein Leben zu finden, meine Frau Sandra. Als Krankenschwester weiß sie nur zu gut, wie sehr sich Ärzte in der Medizin verausgaben und über die eigenen Grenzen gehen, wie sehr sie für die anderen gescheit sind und weise, aber bei sich selbst versagen.

Etwas zu wissen genügt nicht. Man muss es auch leben. Auf jeden Fall fanden wir unseren Weg zurück aufs Land, diesmal ins Burgenland, und dann war der Schritt zurück zu den Tieren auch nicht mehr weit, vor allem, weil die Kinder das einforderten. So kamen wir zu unseren Pferden. Und Sie wissen, wie das so ist mit Kindern, die etwas unbedingt wollen: Am Ende müssen sich die Eltern kümmern! Also fing ich wieder mit dem Reiten an, und nachdem ich ein Pferd gesundbehandelt hatte, ein Hobby von mir, wurde es zu meinem Pferd, nachdem ich 20 Jahre zuvor mit den Pferden abgeschlossen hatte.

Eine Stunde im Stall und ich bin ein anderer Mensch. Tiere haben da eine große Gabe, uns aus unserem Trott und Alltag herauszureißen. Und vielen Menschen tut es unendlich gut, sich einmal um jemanden anderen als sich selbst zu kümmern, in diesem Fall um ein Pferd. Von da war der Weg zu den Hunden auch nicht mehr weit. Wir nahmen zwei Hunde aus Ungarn bei uns auf, Luna und Whisky, und die Geschichte von Whisky und wie er uns Richtung Hundeschlittensport geleitet hat, habe ich schon erzählt. Mittlerweile haben wir neun Hunde, und das tägliche Training, genauso wie das regelmäßige Reiten, entweder mit meiner Frau, alleine oder mit einem der Kinder, ist integraler Bestandteil unseres gesunden und geerdeten Lebens geworden. Ich kann nicht Wasser predigen und Wein trinken. Da verliert man sein Gesicht, seine Glaubwürdigkeit. Ich versuche selbst das zu leben, was uns die TCM lehrt, was mich mein Körper gelehrt hat, mein Asthma, mein Burnout, und das heißt für mich: ein Leben auf dem Land mit meiner Familie, inklusive der Tiere. So hat es sich auch ergeben, dass wir, auf der Suche nach Gleichgesinnten, mit Hundeschlittenrennen begonnen haben. Seit zwei Jahren bin ich da dabei, wenn es sich zeitlich ausgeht.

Es war an einem Samstag, dem 23. Februar 2024, und ich habe unterrichtet. Als ich abends nach Hause kam, war meine Frau schon ganz nervös. Sie musste mir etwas unbedingt sofort sagen: „Stell dir vor, wer heute angerufen hat ... Sie lässt dich fragen, ob du für Österreich in einer Woche bei der Hundeschlitten-WM in Sportgastein antreten möchtest ... Sie wartet auf deinen Rückruf!“ Ich war überwältigt. Was sollte ich denn auf einer WM? Speziell trainiert hatte ich auch nicht dafür. Doch ich sagte: „Warum nicht? Dabei sein ist alles!“ Ich rief gleich zurück und wurde dann über all die Details aufgeklärt. Alle organisatorischen Hürden, wie eine internationale Rennlizenz, und zeitliche Probleme wurden sofort aus dem Weg geräumt. „Dann sehen wir uns kommenden Donnerstag beim Einmarsch der Nationen.“ Ich legte auf. Meine Frau wiederholte: „Einmarsch der Nationen ...“, und wir mussten beide loslachen. Sandra schaufelte mich zeitlich gleich für die nächste Woche frei, und so fuhr ich am Donnerstag, dem 29. Februar, mittags von der Praxis mit vier Hunden direkt Richtung Salzburg. Dort angekommen wurde ich herzlich in das Team aufgenommen. Ich wollte einfach alles genießen, spannende Menschen kennenlernen, viel Zeit mit den Hunden verbringen. Das war für mich das Wichtigste. Am nächsten Tag fand der erste Durchgang statt. Ich startete in der Vier-Hundeklasse 2 (Malamute, Samojede, Grönlandhund) als Letzter, da man davon ausging, dass ich auch der Langsamste sein würde. Ich stellte mich auf ein gemütliches Rennen am Ende des Feldes ein. Die Strecke war recht anstrengend, zumal es taute und wir, die Hunde und ich, beim Laufen tief in den Schneematsch einsanken. Bei einem Rennen läuft man bei jeder kleinsten Steigung als Musher, als Hundeschlittenführer, in vollem Tempo mit. Auch taucht man mit dem Fuß ständig an, so wie man es bei einem Tretroller macht. Ich bemerkte bald, wie ich an meine Lungengrenzen stieß. Trotzdem hatte ich das Feld aufgeholt. Und da meine Hunde unbedingt überholen wollten, überholten wir. Dann packte mich der Ehrgeiz. Ich rannte wie besessen mit, aber meine Lunge schwenkte bereits mehrere weiße Fahnen. Am liebsten hätte ich mich in den Schnee geworfen und wäre nicht mehr aufgestanden. Wir kamen als Dritte ins Ziel. Eine Sensation! Der Neuling mit den braven Hunden!

Für den zweiten Durchgang am nächsten Tag musste ich mir etwas einfallen lassen. Meine Lunge würde so einen Lauf nicht noch mal überstehen. Also nutze ich die Zeit und begann, etwa eine Stunde vor meinem Start mit der aktiven Atmung, so wie ich es Ihnen am Anfang des Buches beschrieben habe. Und ich nahm mir vor, vor jedem Hügel, den ich hinaufzulaufen hatte, schon mit einer tiefen und schnelleren Atmung zu atmen, gar nicht darauf zu warten, dass die Lunge sagt: „Ich brauch mehr Sauerstoff!" Ich hatte ja das Wissen, das Werkzeug. Ich musste es nur noch nutzen.

Ich startete als Dritter und kam als Zweiter ins Ziel, sieben Minuten schneller als am Vortag. Bei diesem Durchgang war ich kein einziges Mal außer Atem gekommen und konnte auch jede übermäßige Anstrengung durch mein Voratmen abfangen. Bei jeder Anstrengung atmete ich etwas schneller, als es der Körper vorgab, atmete durch die Nase ein und machte die Lippenbremse beim Ausatmen. Dabei presst man die Lippen so zusammen, als wolle man die Kerzen auf der Geburtstagstorte ausblasen. Das geht schneller als die Ujjayi-Atmung und ich erhöhe effektiv den Druck in der Lunge, damit die Bronchien schön weit offen bleiben. Das Rennen hatte mich an die bewusste Atmung erinnert.

Am nächsten Tag, am Sonntag, sollte der dritte Durchgang stattfinden. Doch dazu kam es nicht mehr, da in der Nacht auf Sonntag ein Sturm aufzog und auch am Sonntag noch heftig wütete. Die Entscheidung, ob gefahren wird, wurde von Stunde zu Stunde verschoben. Dann, nach einer solchen Besprechung, kam unser Teamleader, Thomas, auf mich zu, grinste mich an, sagte: „Gratuliere, Herr Vizeweltmeister!", und umarmte mich fest. Der dritte Durchgang war abgesagt worden. Zwei gültige Durchgänge entschieden über den Ausgang der WM. Ich hatte eine Silbermedaille. Unser kleines österreichisches Team machte vier Silber- und eine Bronzemedaille, für uns ein riesiger Erfolg.

Denken Sie an die deutsche Apnoetaucherin Anna von Boetticher, die trotz eines verkleinerten Lungenvolumens und einer Autoimmunkrankheit vielfache deutsche Meisterin im Apnoetauchen wurde und mehrere Minuten unter Wasser sein kann, ohne zu atmen.

Unsere Schwächen sind unsere Stärken!

Gerade weil wir wissen, wo wir unsere Schwächen haben, können wir alles daransetzen, an diesen zu arbeiten, sodass sie uns nicht mehr einschränken. Ich bin heute 55 Jahre alt und laufe deutlich schneller und lockerer als mit achtzehn! Mein Asthma hat mir geholfen, meine Lunge ein Leben lang zu trainieren und nicht wegzusehen, weil das nicht ging, das ließen mein Körper und mein Atem nicht zu. Ich musste mich meinem Asthma stellen und aktiv mein Leben und meine Gesundheit in die Hand nehmen. Dass ich dann noch so eine sportliche Höchstleistung erreiche, im Wettkampf mit den weltbesten Mushern, zusammen mit meinen wunderbaren Hunden, ist eine Zugabe, eine, die mir zeigt, dass ich auf dem richtigen Weg bin.

Lassen Sie sich von meiner Geschichte inspirieren, oder von der Geschichte von Anna von Boetticher! Machen Sie Ihre Schwäche zu Ihrer Stärke!

SELBST-AKUPUNKTUR FÜR DIE LUNGE

Akupunktur, die Methode, mit Nadeln kleine Einstiche in die Haut zu setzen und den Körper dadurch anzuregen, sich selbst zu reparieren, wird uns von den Chinesen seit 2000 Jahren als Heilmethode überliefert. Wahrscheinlich ist sie aber viel älter und gar nicht aus China.

Können Sie sich an Ötzi erinnern, die Mumie, die im September 1991 in den Südtiroler Alpen entdeckt worden ist? Der mehr als 5000 Jahre alte Steinzeitmensch trägt 61 Tätowierungen an seinem Körper. Ein großer Teil davon entspricht Akupunkturpunkten. Offensichtlich dienten sie als Vorlage zur Selbstbehandlung, in seinem Fall bei Schmerzen und Verdauungsproblemen.

Ich akupunktiere Patientinnen und Patienten nun seit etwa dreißig Jahren. Meine Erfahrung dabei ist, dass der Effekt, den die Akupunktur in Bezug auf die Besserung von Beschwerden

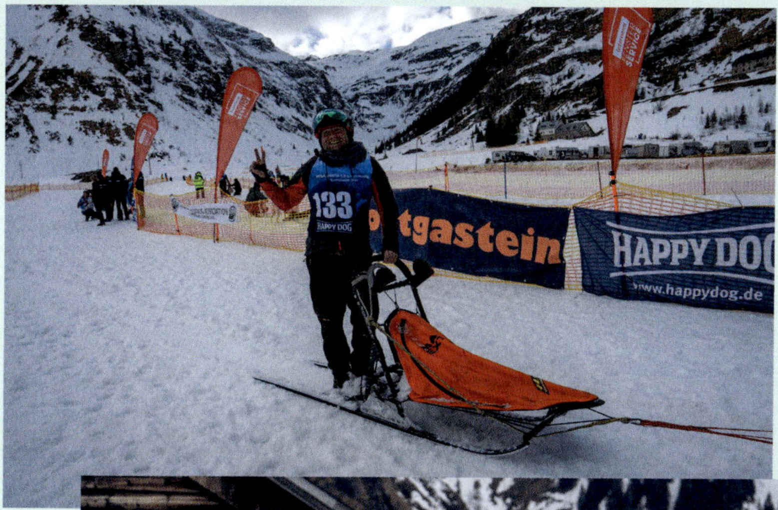
133
HAPPY DOG
tgastein
www.happydog.de

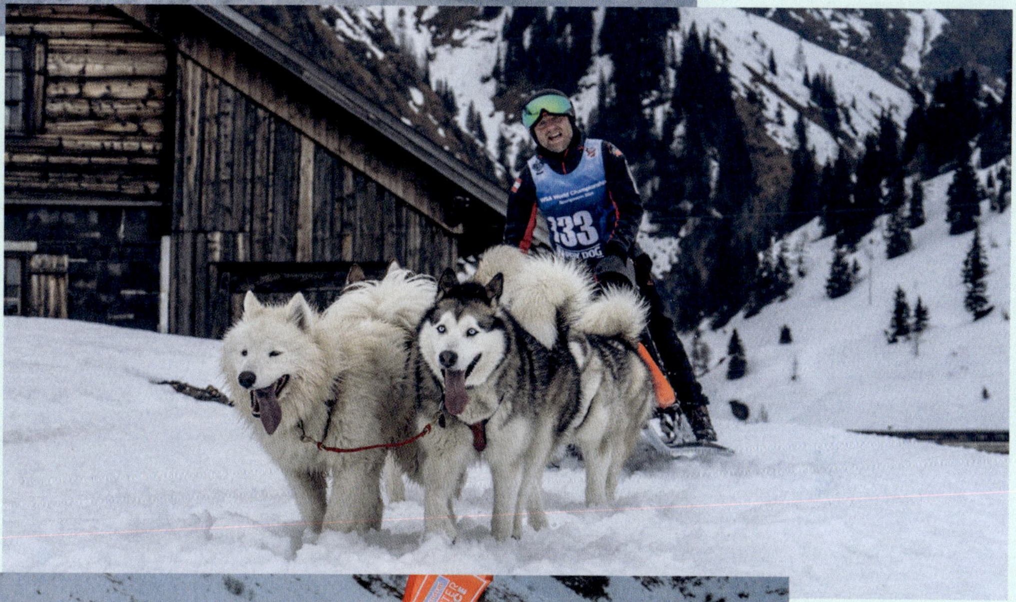
133
HAPPY DOG

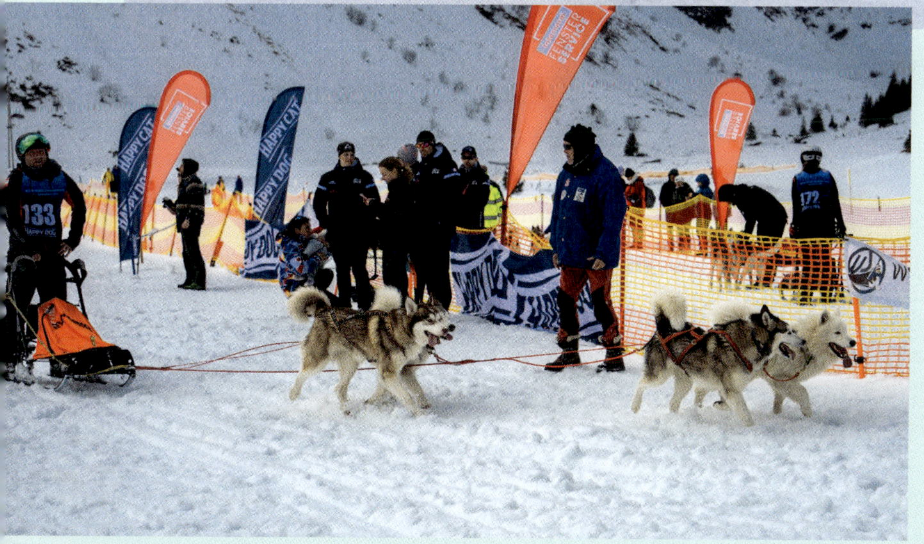
133
HAPPY DOG
FENSTER SERVICE
HAPPY CAT
172

bringt, stärker wird, je öfter man akupunktiert. Ideal wäre es, täglich akupunktiert zu werden. Nur welcher Arzt, welche Ärztin, hat die Zeit, Sie täglich zu akupunktieren, abgesehen von den Kosten, die Sie selbst tragen müssten?

Als ich mithilfe der Akupunktur mein Asthma loswurde, was meine gesamten Lebensentscheidungen beeinflusste, tat ich dies auch ein- bis mehrmals täglich. Es machte mir einfach Spaß! Und an diesen kleinen Schmerz, den man sich dabei zufügt, gewöhnt man sich schnell, wenn man auf der anderen Seite viel weniger Beschwerden hat und sich ausgeglichen und entspannt fühlt.

Selbst-Akupunktur ist sicherlich nicht für jeden etwas, aber ich würde sagen: für fast jeden! Sie haben damit eine einfache, gesunde und günstige Methode bei der Hand, die Ihnen immer zur Verfügung steht und die Sie jeweils an Ihren aktuellen Zustand anpassen können. Außerdem müssen Sie nichts schlucken, ersparen Ihrem Verdauungsapparat Arbeit und Leber und Niere die Entgiftung.

Akupunktur ist Anti-Aging pur! Tatsächlich fügt man dem Körper kleine Wunden zu und zwingt ihn dadurch, sich selbst zu reparieren, und das nicht nur an der Stelle, wo die Nadel drinsteckt, sondern auch die Organe im Inneren, die über die sogenannten Meridiane mit der Oberfläche und den einzelnen Punkten verbunden sind. Woher man das weiß? Jahrtausendealte Erfahrung, die aktuell mehr und mehr mittels Studien in ihrer Wirkung belegt wird. Mittlerweile sind es mehrere Tausend Studien weltweit pro Jahr.

Sie sagen, das sind aber so viele Punkte, woher soll ich wissen, welche ich nehmen soll? Natürlich muss man das ein bisschen lernen. Aber mit der Zeit kommt die eigene Erfahrung dazu, die mehr und mehr die Theorie ersetzt.

Ich habe in den letzten Jahren die Erfahrung gemacht, dass man sich nicht traut, selbst zu akupunktieren, wenn man nur aus einem Buch lernt. Das verstehe ich sehr gut. Da ist diese Hemmschwelle, sich eine Nadel in die oberste Hautschicht zu schieben, auch wenn das nur zwei bis drei Millimeter sind. Deshalb habe ich letztes Jahr begonnen, Seminare für die Akupunktur zur Selbstanwendung (AKS) anzubieten. Diese Seminare dauern jeweils nur einen Tag, und da geht es wirklich einmal darum, sich zu überwinden, eine Nadel in die eigene Haut zu stechen. Ich stehe daneben und beobachte, ob alles passt. Und innerhalb kürzester Zeit setzen die Teilnehmer und Teilnehmerinnen sich wie selbstverständlich die feinen Nadeln in ihre Haut. Unsere bisherige Erfahrung mit den Kursen zeigt uns, dass etwa 90 Prozent aller, die die Kurse belegt haben, sich fortan regelmäßig oder sogar täglich akupunktieren!

Ich habe auch das ganze Wissen über diese spezielle Form der Akupunktur in einem Buch zusammengefasst, das 2023 erschienen ist: „Mit der Nadel zur Heilung – Akupunktur zur Selbstanwendung“. Da steht alles drin. Wenn Sie dann auch noch einen Arzt finden, der Ihnen bei den ersten Nadelversuchen auf die Finger schaut, oder Sie einen Kurs belegen, können Sie mit dieser Methode auch gezielt gegen Lungenprobleme, Stressprobleme, Verdauungsprobleme, Allergien und Schmerzen vorgehen.

Ich empfehle als Akupunktur für die Selbstanwendung die sogenannte japanische oder Nan-Jing-Akupunktur. Dabei verwendet man fast ausschließlich Punkte an Händen und Unterarmen, beziehungsweise Füßen und Unterschenkeln. Der große Vorteil davon ist: Dort sind keine lebenswichtigen Organe, die Sie verletzen könnten.

Weiters verwendet man feine Akupunkturnadeln, die man nur zwei bis drei Millimeter in die Haut schieb und für zwanzig Minuten darin belässt. Die Nadel wird nicht manipuliert, nicht gedreht, gebohrt oder gestopft. Und ein Programm, eine Sitzung, beinhaltet maximal vier Nadeln.

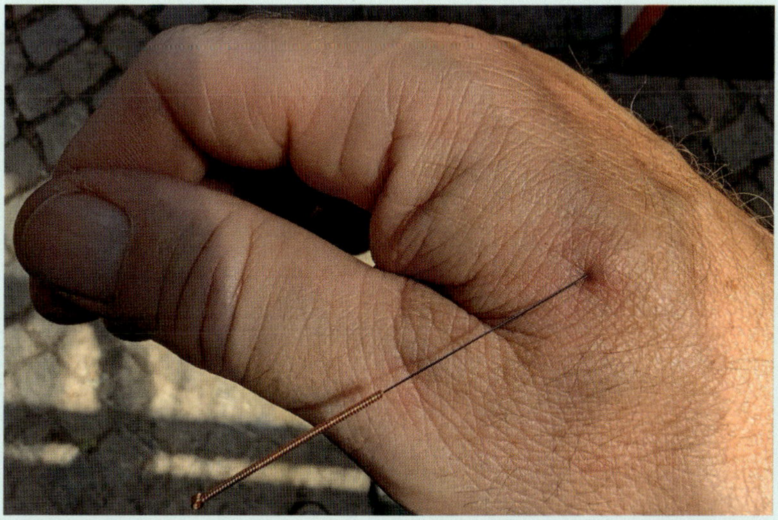

Den großen Effekt dieser Akupunkturform machen wir nicht durch die Größe der Nadeln oder das starke Manipulieren im Punkt (damit die Wunde größer wird und sich der Körper mehr anstrengen muss, sie zu reparieren), nicht durch eine große Zahl von gestochenen Punkten, sondern durch Präzision der Stichstelle und durch die häufige Wiederholung der Anwendung. Denken Sie an eine Nachhilfe. Wenn der Nachhilfeschüler nur alle paar Wochen seinen Nachhilfelehrer sieht, bringt es nichts, wenn diese Nachhilfe dafür mehrere Stunden dauert und der Lehrer ihm alles auf einmal beibringen möchte. Pädagogisch sinnvoller wäre es, täglich eine kurze Einheit an Nachhilfe zu geben, so wie es Eltern meist mit ihren Kindern tun, und immer nur in kleinen Portionen Wissen weiterzugeben. Genauso machen wir das mit unseren vier Nadeln pro Sitzung: Eine kurze Lektion, dann einen Tag warten und dann darauf reagieren, was vom Vortag hängengeblieben ist.

Entscheidend ist, zu lernen, wie man das eigene Problem, die eigene Erkrankung, in eine der fünf Elemente einteilt. Ist das Problem primär die Leber, das Herz, die Mitte, die Lunge oder die Niere? Ich glaube, das können Sie bereits nach der Lektüre dieses Buches bestimmen. Und dann wählen Sie entsprechend den Meridian oder die Meridiane, wobei zum Vollorgan immer das Hohlorgan dazugehört: Leber-Gallenblase, Herz-Dünndarm, Milz-Magen, Lunge-Dickdarm, Niere-Blase. Und genauso heißen auch die Meridiane: Lebermeridian-Gallenblasenmeridian, Herzmeridian-Dünndarmmeridian und so weiter.

Als ich mir mit etwa 25 Jahren ein Akupunkturbuch kaufte, war das eine Art Rezeptebuch, ohne Erklärung für die Zusammenhänge in der TCM. Zum Beispiel stand da: Bei Asthma Lunge 7 (Lu7), Dickdarm 4 (Di4) ... Da hatte ich auch schon eine Nadel in der Hand und laut Zeichnung Lu7 und Di4 gestochen. Ich variierte nicht viel, nur zwischen Lu7, Lu8 und Lu9, weil die direkt nebeneinanderliegen. Mit diesen Punkten alleine konnte ich mein Asthma beheben – aber ich habe eben täglich ein- oder mehrmals gestochen.

Wenn Sie sich für diese Methode interessieren, darf ich Sie auf mein Buch „Mit der Nadel zur Heilung“ verweisen. Hier weiter darauf einzugehen, würde den Umfang dieses Buches deutlich sprengen. Und wenn Sie mir dann eine Rückmeldung geben, per E-Mail zum Beispiel, wie es läuft mit der Selbst-Akupunktur, oder sogar in einem Seminar auftauchen, würde ich mich sehr freuen!

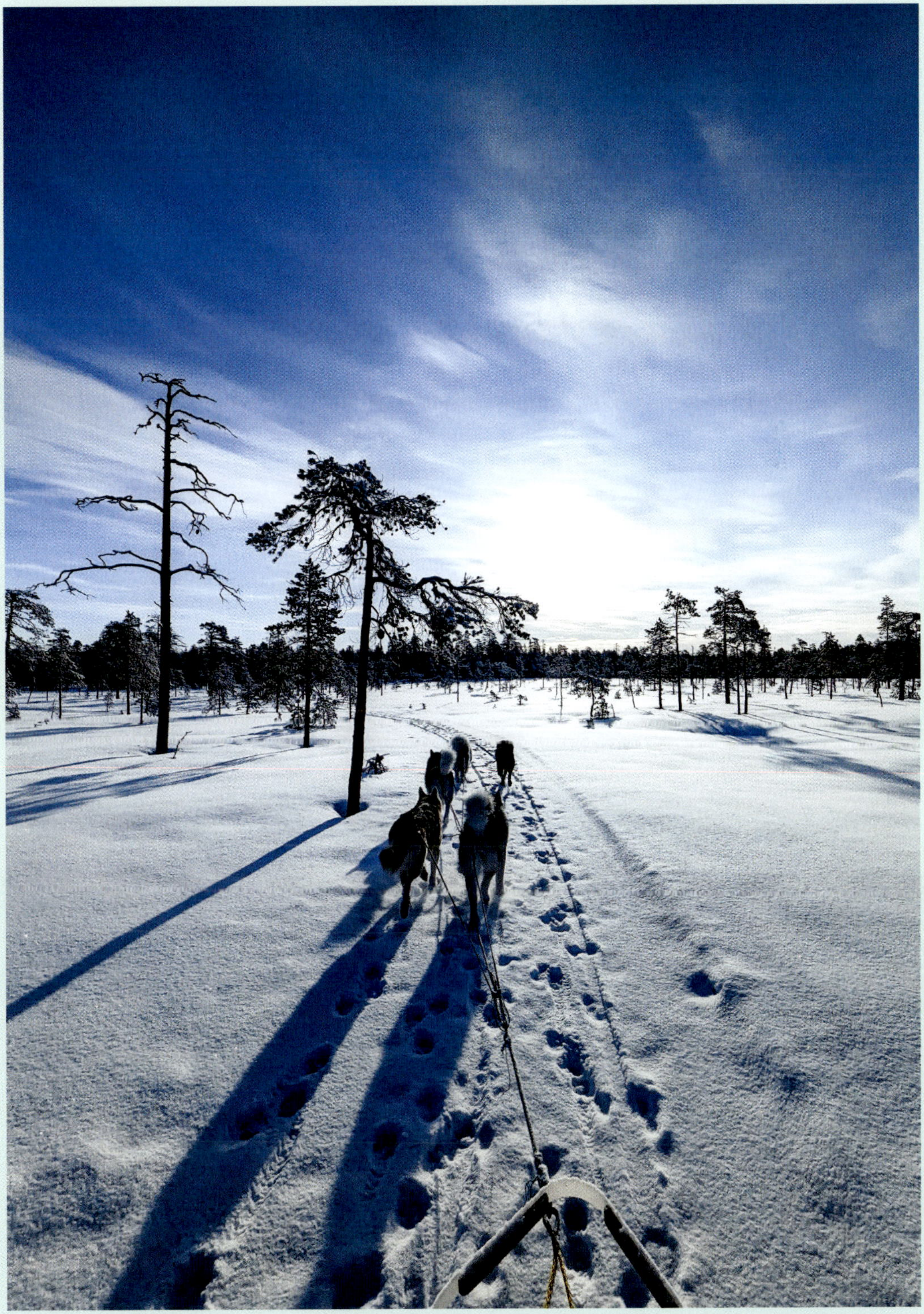

MEINE ZEIT IN SCHWEDEN ...

Mein Aufenthalt hier in Schweden neigt sich dem Ende zu. Mein Ziel, dieses Buch zu schreiben, habe ich erreicht. Unser kleines Holzhäuschen im Wald hat mich wieder gelehrt, wie wenig man eigentlich zum Leben braucht.

Da die vier Hunde mit mir im Haus sind, habe ich unseren Holzofen nur sehr dezent eingeheizt. Meistens hatten wir um die 16 Grad. Auch die Warmwassertherme hatte ich nur auf 15 Grad eingestellt. Ich wollte bewusst Wärme durch mein aktives Atmen produzieren und mich dann kühl duschen.

Was den Hunden und mir guttut, ist Struktur. So bin ich jeden Tag um 4 Uhr aufgestanden, habe bis 5:30 Uhr geschrieben, dann bis 6 Uhr gefrühstückt und war dann bis etwa 9 Uhr mit den Hunden und dem Schlitten unterwegs. Der Rest des Tages gehörte dem Schreiben, auf jeden Fall bis Mittag, den Freunden, meiner Frau online und abends noch einmal den Hunden. Zwischen 8 und 9 Uhr war ich dann im Bett.

Genau so liebt es unsere Lunge und unsere Mitte. Die Chinesen sagen: „Um drei Uhr kann man aufstehen.“ Um drei Uhr in der Früh wird unsere Atmung immer intensiver, um mehr Sauerstoff für mehr Stoffwechselaktivität im Körper zur Verfügung zu stellen. Alles wird besser durchblutet, der Schlaf immer oberflächlicher, der Geist bereitet sich aufs Aufwachen vor. Ab sieben hat der Magen richtig Appetit. Ab da ist die ideale Zeit für ein ausgiebiges Frühstück. Eigentlich will unsere Mitte ein Beamtenleben: klare Strukturen, klare Arbeitszeiten, nur keine Veränderungen, alles immer zur gleichen Zeit. Dann hat die Mitte keinen Stress, wie ein Pferd, das man immer zur gleichen Zeit füttert. Wenn man dann einmal eine Stunde später in den Stall kommt, hat das Pferd Stress.

Immer etwa zur gleichen Zeit zu essen, erspart dem Körper Stress!

Immer zur gleichen Zeit schlafen zu gehen und wieder aufzustehen, erspart dem Körper Stress. So lieben es die Tiere, so liebt es das Tier in uns. Fad? Ja, vielleicht, aber es fühlt sich gut an. Und, wie sagen die Chinesen so gerne:

Umwege erhöhen die Ortskenntnis!
Machen Sie gerne Umwege! Machen Sie Ausnahmen!

Ernähren Sie sich zwischendurch ruhig so richtig schlecht und genießen Sie es, und dann hören Sie in Ihren Körper hinein. Wir bekommen immer die Rechnung. Und wenn wir gut haushalten, können wir die ab und zu locker bezahlen. Kein Problem. Aber die Ausnahmen sollen nicht die Regel werden, die Umwege nicht der neue Lebensweg, sonst kommen Sie nie ans Ziel. Das Ziel, Ihre vollständige Gesundheit oder Ihre perfekte Anpassung an Ihre Schwachstellen, fühlt sich einfach so gut an, dass Sie es anstreben sollten.

Ich fasse Ihnen nochmals kurz zusammen, was „Atemtherapie nach Georg Weidinger" alles umfasst:

1. Bewusst Atmen.
2. Bewusst Essen und lieb sein zur Mitte, zur Mutter der Lunge.
3. Täglich bewegen.
4. Stress reduzieren und Pausen machen.
5. Lernen, das eigene Leben zu verdauen.
6. Alles vermeiden, was an die Nieren geht.
7. Schlafhygiene beachten und gut schlafen.
8. Regelmäßigkeit, Struktur und Disziplin in Ihrem Alltag und mit Ihren Atemübungen.
9. Leben Sie Ihre Träume! Finden Sie den Sinn Ihres Lebens!
10. Leben, nicht nur überleben!

Ich hoffe, ich konnte Sie zu ein paar Änderungen in Ihrem Leben inspirieren!

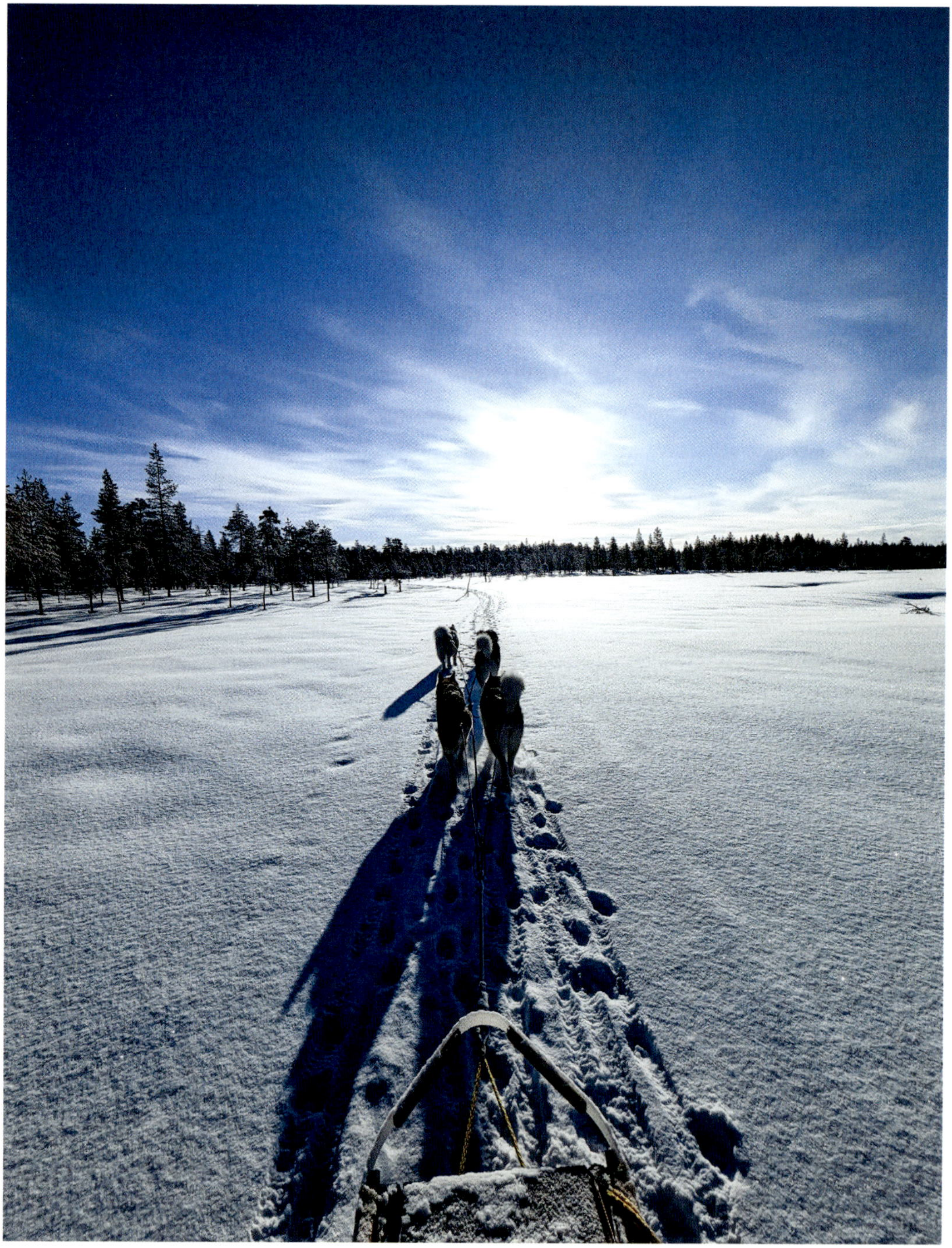

Lesen allein ist nicht genug.

Drüber nachdenken allein ist nicht genug.

Tun Sie es!

Alles Gute!
Ihr
Georg Weidinger, Älvdalen, 23. März 2024

W

Y

Z

Liebe Leserin, lieber Leser,

hat Ihnen dieses Buch gefallen? Dann schreiben Sie uns doch gerne auf Facebook oder Instagram und erzählen Sie Ihrem Freundeskreis davon. Natürlich freuen wir uns auch, wenn Sie Ihrer Buchhändlerin von der „Georg-Weidinger-Atemtherapie“ erzählen oder wenn Sie beim Onlinekauf eine nette Bewertung hinterlassen.

Wünschen Sie weitere Informationen? Möchten Sie mit dem Autor in Kontakt treten? Wir freuen uns auf Austausch und Anregung unter
post@styriabooks.at

Inspiration, Geschenkideen und gute Geschichten finden Sie auch
www.styriabooks.at

www.facebook.com/StyriaBuchverlage/
\styriabuchverlage
#GeorgWeidingerAtemtherapie
#TCM

STYRIA
BUCHVERLAGE

ISBN 978-3-7088-0845-1

7 6 5 4 3 2 1
Druck und Bindung: Graspo
Printed in the EU

Lektorat: Eva Neisser
Korrektorat: Dorrit Korger
Fotos: Georg Weidinger,
außer auf der Seite 131 (Edith Danzer)
Autorenfoto Umschlag: Alex Gotter
Covergestaltung: Johanna Höflich,
www.buerohoeflich.de
Innengestaltung und Satz: Bureau A/O,
Anna Haerdtl und Barbara Reiter,
www.bureau-ao.com
Projektleitung: Ilka Grunenberg